PraxisWissen

Menschen mit Störung der Intelligenzentwicklung begleiten

Psychiatrie Verlag

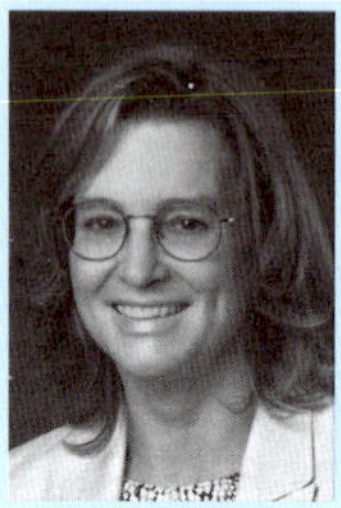

UNIV.-PROF. DR. MED. HABIL. TANJA SAPPOK ist Direktorin der Universitätsklinik für Inklusive Medizin am Krankenhaus Mara, Universitätsklinikum OWL, und Universitätsprofessorin für Medizin für Menschen mit Behinderungen, Schwerpunkt psychische Gesundheit, an der medizinischen Fakultät der Universität Bielefeld, Präsidentin a. D. der European Association for Mental Health in Intellectual Disability und Vorsitzende der Deutschen Gesellschaft für Seelische Gesundheit bei Menschen mit intellektueller Beeinträchtigung.

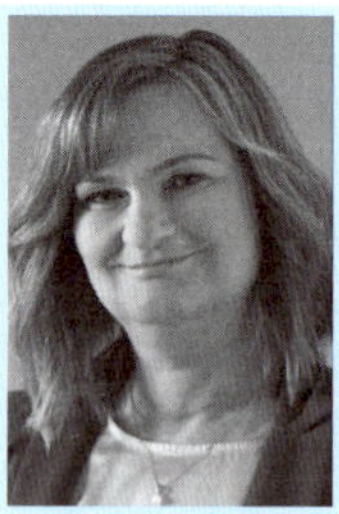

DR. SC. HUM. MEIKE WEHMEYER ist Diplom-Psychologin, systemische Therapeutin und Supervisorin sowie Logopädin. Sie arbeitet als Therapeutische Leitung an der Universitätsklinik für Inklusive Medizin am Krankenhaus Mara gGmbH, Universitätsklinikum OWL. Sie ist stellvertretende Vorsitzende der Deutschen Gesellschaft für Seelische Gesundheit bei Menschen mit intellektueller Beeinträchtigung und Redakteurin der verbandsinternen Schriftenreihe.

DANKSAGUNG

Wir danken Hauke Hermann, Marie Ilic und Alicia Peelen für die wertvollen Korrekturen und Ergänzungen bei einzelnen Störungsbildern.

PraxisWissen

Tanja Sappok und Meike Wehmeyer

Menschen mit Störung der Intelligenzentwicklung begleiten

Psychiatrie Verlag

Die Reihe **Praxis**Wissen wird herausgegeben von:
Karsten Giertz, Caroline Gurtner, Nilufar Mossaheb, Klaus Obert, Tobias Teismann und Maike Wagenaar

Tanja Sappok und Meike Wehmeyer
Menschen mit Störung der Intelligenzentwicklung begleiten
PraxisWissen 21
1. Auflage
ISBN: 978-3-96605-301-3
ISBN E-Book (PDF): 978-3-96605-353-2
ISBN E-Book (EPUB): 978-3-96605-354-9

Weitere Bücher zu psychischen Störungen finden Sie im Internet:
www.psychiatrie-verlag.de

Bibliografische Information der Deutschen Nationalbibliothek
Die Deutsche Nationalbibliothek verzeichnet diese Publikation in der Deutschen Nationalbibliografie; detaillierte bibliografische Daten sind im Internet über https://portal.dnb.de abrufbar.

Psychiatrie Verlag GmbH
Ursulaplatz 1
50668 Köln
info@psychiatrie-verlag.de

Lektorat: Uwe Britten, Eisenach
Umschlagkonzeption und -gestaltung: studio goe, Düsseldorf
Umschlagabbildung: Adobe Stock #1749478261
Typografiekonzeption: Iga Bielejec, Nierstein
Typografie und Satz: Barbara Hoffmann, Leipzig
Druck und Bindung: CPI books GmbH, Leck

Inhalt

Einführung: Behinderung – ein Thema, das uns alle betrifft

»Deine feste, unbeugsame Überzeugung sollte sein:
Ich bin wichtig. Ich bin genauso wichtig.
Nicht: ›Aber nur, wenn …‹
Nicht: ›Nur so lange, wie …‹
Ich bin gleich wichtig.
Punkt.«

Mit diesen eindringlichen Worten der nigerianischen Schriftstellerin Chimamanda Ngozi Adichie (2017) legen wir den Grundstein für das vorliegende Buch. Denn im Kontext von Behinderungen geht es neben der Darstellung psychiatrisch relevanten Fachwissens immer auch um Würde, Gleichheit und die Anerkennung von Vielfalt.

Über das eigene Leben selbstbestimmt zu entscheiden, gehört zu den Rechten, die wir als Erwachsene ganz selbstverständlich für uns in Anspruch nehmen. Wir wollen uns weder vorschreiben lassen, welchen Beruf wir ergreifen, noch, welche Paarbeziehung wir eingehen oder welche Hobbys und Interessen wir verfolgen sollen. Wir wollen auch frei darüber verfügen, wie wir uns ernähren oder kleiden, mit welchen Menschen wir uns umgeben, wie wir wohnen und wofür wir unser Geld ausgeben. Zugegeben: Die meisten Menschen sehen sich neben aller Wahlfreiheit in der Lebensgestaltung auch äußeren Zwängen ausgesetzt und müssen abwägen, aushandeln und hier und da auch verzichten aus der Einsicht heraus, dass die verfügbaren Ressourcen nicht zur Erfüllung sämtlicher Wünsche ausreichen.

Für Erwachsene mit »Störungen der Intelligenzentwicklung« (SIE) sind die oben skizzierten Freiheiten noch weitaus weniger selbstverständlich. In Verbindung mit einem von der Altersnorm abweichenden

Entwicklungsstand bleiben ihnen manche Lebensentwürfe verwehrt. Nach wie vor erfahren Betreffende diverse Benachteiligungen, zum Beispiel bei der Wohnungssuche, der Berufswahl, der Freizeitgestaltung, der medizinischen Versorgung oder der Familienplanung. Je nach Beeinträchtigungslage und Unterstützungsbedarf gehören Erfahrungen von Abhängigkeit auch über das Erreichen der Volljährigkeit hinaus zur alltäglichen Realität. Zudem scheitern Aktivitäten nicht selten an begrenzten materiellen, finanziellen, strukturellen oder personellen Ressourcen. So leben Personen mit Unterstützungsbedarf, sofern sie die benötigten und ihnen zustehenden Hilfen nicht eigenständig organisieren bzw. kommunizieren können, in einem in vielerlei Hinsicht fremdbestimmten Umfeld.

Dabei stärkt sowohl die nationale als auch die internationale Rechtsprechung die Gleichbehandlung aller Menschen. Die von den Vereinten Nationen (UN) im Jahr 2006 begründete und drei Jahre später in Deutschland in Kraft getretene Behindertenrechtskonvention (UN-BRK) verfolgt die Absicht, die universellen, unveräußerlichen Menschenrechte auf die Lebenslagen von Menschen mit Behinderungen herunterzubrechen und aus deren Perspektive zu konkretisieren. Das Hauptaugenmerk liegt auf der vollen und gleichberechtigten Teilhabe dieser Menschen, und zwar in sämtlichen Lebensbereichen: Wohnen, Bildung, Arbeit und Beschäftigung, Gesundheit und Rehabilitation, Mobilität, Freizeit und kulturelles Leben, Zugang zu Technologien ebenso wie Justiz oder politisches Leben.

Verhinderungen rechtlicher Gleichbehandlung, Selbstbestimmung und Teilhabe stellen damit Menschenrechtsverletzungen dar, denen es gesamtgesellschaftlich zu begegnen gilt. Es liegt also gleichermaßen in unserer Verantwortung – egal, ob wir in der Eingliederungshilfe oder im Gesundheitswesen tätig sind –, dass wir uns gemeinsam mit und im Sinne der Betroffenen für die Stärkung ihrer Rechte einsetzen und sie dabei unterstützen, selbstbestimmte Entscheidungen zu treffen. Julian Göpel, ein Selbstvertreter mit

Downsyndrom, sagt: »Heute habe ich keine Lust, etwas zu machen. Niemand kann mir sagen, dass ich das nicht kann. Ich sage das, weil ich es kann. Hochleistungs-Chillen« (Touchdown21 2025a).

Auf der Grundlage der UN-BRK wurde in Deutschland über die letzten Jahre ein umfassendes Gesetzespaket verabschiedet: das Bundesteilhabegesetz (BTHG). Das BTHG spezifiziert Ziele und Maßnahmen, mit denen mehr Teilhabe und mehr Selbstbestimmung in verschiedenen Lebensbereichen ermöglicht werden sollen. Jürgen Dusel, der Beauftragte der Bundesregierung für die Belange von Menschen mit Behinderungen (2025), weist mit Nachdruck darauf hin, dass »die Teilhabe von Menschen mit Behinderungen ein Menschenrecht [ist] – kein Akt der Fürsorge oder Gnade«. Menschen mit einer SIE gelten als Leistungsberechtigte: Sie haben Anspruch auf maßgeschneiderte Eingliederungshilfen, um einen Platz mitten in der Gesellschaft einnehmen zu können. Der Grundsatz der Inklusion (lat.: einschließen, umfassen, einbeziehen) soll sich, so das BTHG, wie ein roter Faden durch sämtliche Lebensbereiche ziehen.

Die Ansprüche von Menschen mit einer Beeinträchtigung auf Inklusion und selbstbestimmte Teilhabe haben weitreichende Konsequenzen für die Gestaltung von Hilfeleistungen sowohl im Rahmen der Eingliederungshilfe als auch im Gesundheitswesen. Jede Person, die beruflich oder privat in die Begleitung oder Behandlung einer Person mit einer SIE involviert ist, sollte sich ihrer Verantwortung und ebenso ihrer Einflussmöglichkeiten bewusst sein, um selbstbestimmte und gleichberechtigte Teilhabe auch bei bestehenden Assistenz- und Hilfebedarfen zu ermöglichen. Nach dieser Maßgabe ist familiäres und freundschaftliches ebenso wie pflegerisches, pädagogisches, psychotherapeutisches oder medizinisches Handeln auszurichten.

Ein ethischer Grundsatz in der Begleitung heißt: »Behandle eine Person mit Beeinträchtigung so, wie du selbst – wärst du in ihrer Lage – behandelt werden wolltest.«

Doch was zunächst einfach und verständlich klingen mag, gerät in der alltäglichen Praxis nicht selten zur Herausforderung für alle Beteiligten. Jahrhundertealte Mechanismen von Ausgrenzung sowie wohlgemeinte, aber gleichermaßen patriarchalische Fürsorgemodelle entfalten in abgeschwächter Form bis heute ihre Wirkung. Exklusion geschieht zum Beispiel durch aussondernde Wohnformen, durch erschwerte Zugänge zu Bildungs- und Freizeitangeboten oder durch die vielfältigen Hürden, die sich für Menschen mit einer SIE nach wie vor auftun, wenn sie auf dem allgemeinen Arbeitsmarkt Fuß fassen wollen. Nicht zu vergessen sind die Schranken in unseren Köpfen, die dazu führen, dass manche Optionen erst gar nicht in Betracht gezogen oder aufgrund antizipierter Bedenken (vor-)schnell wieder verworfen werden.

BEISPIEL

Michael Lenz, ein 34-jähriger Mann mit leicht- bis mittelgradiger SIE, lebt in einer Wohngruppe im ländlichen Raum und geht werktags in die angegliederte Förderstätte. Am Nachmittag geraten seine starke psychomotorische Unruhe und sein hoher Bewegungsdrang regelmäßig zur Herausforderung für das pädagogische Personal. Der Diagnose einer ADHS sei man noch nicht nachgegangen, sie stehe aber im Raum, bestätigen die Mitarbeitenden. Eine Kollegin berichtet: »Spaziergänge zum nahen Ententeich reichen nicht aus – für ihn muss es schon der fünf Kilometer lange Fitnesspfad sein, und zwar im Marschtempo. Aber die Zeit haben wir Betreuer*innen ja gar nicht immer.« Erschwerend komme hinzu, dass Michael mehrmals wöchentlich wie getrieben zwischen Elternhaus und Wohngruppe hin- und herpendle und nach »Action« Ausschau halte.

Anders am Wochenende: Da sei er, sofern eine Kneipentour auf dem Programm stehe, stets gut drauf. Auf die Frage, ob Michael mit Blick auf sein starkes Bedürfnis nach Bewegung nicht – wie viele Gleichaltrige – Interesse an einem Fitnessstudio haben könnte, reagieren die Mitarbeitenden zögerlich: »Hm, das ist eine interessante Idee. Aber das könnte schiefgehen, wenn er dann alle Fitnessgeräte ausprobieren will und ihm der Lärm drum herum zu viel wird.« In der Fallberatung wird beschlossen, gemeinsam mit Michael Ideen zu sammeln, wie man nach einem mutmaßlich unterfordernden Förderstättentag eine »tägliche, bekömmliche Dosis Adrenalin« in seinen Alltag einbauen könnte. Beschlossen wird auch, dass Michael Lenz bei Interesse an zukünftigen Hilfegesprächen teilnehmen soll. > Definitionen, Seiten 17 ff., 93

Bedenklich ist es, wenn Bezugspersonen und Fachkräfte stellvertretend und ohne hinreichende Rücksprache mit der betreffenden Person Entscheidungen treffen aus der Überzeugung heraus, sie wüssten ja doch selbst (besser), was gut für ihn oder sie sei. Im Kontrast dazu steht der in die UN-BRK aufgenommene Appell der internationalen Behindertenbewegung: »Nichts über uns ohne uns!« Formen von Entmündigung oder Infantilisierung – oftmals subtiler Natur, gelegentlich aber auch ganz offensichtlich – gehören nach wie vor zur alltäglichen Erfahrungswelt von Menschen mit einer SIE.

Julia Bertmann, eine Selbstvertreterin mit Lernschwierigkeiten, sagt: »Ich fühle mich nicht alt. Man sieht es mir auch nicht an, dass ich 35 Jahre alt bin. Man sagt zu mir: Das sieht man nicht. Ein Beispiel: Ich gehe zu Edeka und kaufe ein. Zuerst gehe ich an die Wursttheke und hole Wurstaufschnitt. Die Verkäuferin sagt: ›Möchtest du eine Scheibe Wurst?‹ Ich sage dann: ›Nein, danke. Sie können mich siezen.‹ Sie ist dann perplex und sagt ›Entschuldigung‹« (Touchdown21 2025b).

Vorsicht ist auch dann geboten, wenn vornehmlich die Vorstellungen fachlicher Expert*innen als angeblich vernünftiger Maßstab für die Auswahl von Behandlungs- oder Förderzielen und -maßnahmen herangezogen werden, während die Wünsche der Betreffenden lediglich dort eingeflochten werden, wo sie in die gegebenen Strukturen und Prozesse passen. Udo Sierck (2019) kritisiert, dass eine langjährige Kultur pädagogogischer und medizinischer Autorität bis heute Teilhabe- und Behandlungspläne hervorbringt, die mehr »gesolltes denn gewolltes Leben« abbilden. Doch solange bevormundende Verhaltensweisen von Bezugs- und Betreuungspersonen nicht als solche wahrgenommen oder eingestuft werden, kann keine selbstkritische Auseinandersetzung mit dem eigenen Denken und Handeln stattfinden. Alle Hilfesysteme sind zum Umdenken aufgefordert: weg von überholten Modellen der Fürsorge und des protektiven Kümmerns und hin zu der Verpflichtung, das Recht auf Autonomie und Selbstbestimmung zu wahren.

Die Frage danach, ob sich eine Person mit einer SIE durch ein Verhalten oder eine Entscheidung anderer benachteiligt oder abgewertet fühlt, kann indes nur von der betreffenden Person selbst vor dem Hintergrund ihres individuellen Erlebens angemessen beantwortet werden. Beurteilungen durch andere stellen demgegenüber lediglich Mutmaßungen dar. Gabi Sommer, eine Mitarbeiterin im Wohngruppenbereich, berichtet: »Wenn die Bewohnerin dann mal sagt, sie mag dieses blöde Fußballspiel nicht anschauen, dann schaut sie es halt nicht an. Und wir sagen nicht: ›Ach, alle schauen doch fern. Setz dich halt mit dazu.‹«

Eine respektvolle Professionalität zeigt sich darin, dass wir Personen unabhängig von der Art ihrer Beeinträchtigung in ihrem Erleben, Denken und Handeln ernst nehmen, ihnen gut zuhören und ihnen ihre persönliche Meinungsbildung grundsätzlich nicht absprechen.

Eine weitere Ungleichbehandlung zeigt sich dann, wenn Menschen mit Behinderungen im Alltag auf diejenigen Merkmale reduziert werden, in denen sie sich vom vermeintlichen Normalzustand unterscheiden (»Ableismus«): wenn sich beispielsweise im fachlichen Diskurs der Blick auf das vermeintlich Fehlende und Defizitäre einschränkt oder wenn bei anstehenden Entscheidungen vorschnell von wahrgenommenen, andersartigen Merkmalen auf mutmaßlich grundsätzliche Unfähigkeiten geschlossen wird. Dies spiegelt sich in Äußerungen wie »Das wird sie nie schaffen« oder »Wir sprechen lieber ohne ihn, das kann er ja gar nicht verstehen«.

Deutlich wird: Weder als Gesellschaft noch als berufliche Akteur*innen, als reflektierte und einfühlsame Fürstreiter*innen können wir uns von diskriminierenden Denk- und Handlungsmustern gänzlich freisprechen. Insofern stellt auch dieses Buch einen Kompromiss dar, illustriert es doch aus vornehmlich fachlicher Sicht und nur punktuell mittels Aussagen von Selbstvertreter*innen, wie die Begleitung von Menschen mit einer SIE in psychiatrischen Kontexten beziehungsfreundlich gestaltet werden kann.

Doch wie passt das zusammen: unser fachliches Know-how, unser einfühlsames pädagogisches Geschick, unser therapeutisches Wohlwollen und dennoch die Gefahr ungewollter, diskriminierender Verhaltensweisen, und zwar nicht nur auf gesellschaftlicher und institutioneller, sondern auch auf ganz persönlicher Ebene? Warum gelingt es uns nicht in jedem Moment, eine Person mit einer SIE als »gleich wichtig« anzuerkennen; ihr mit dem gleichen Respekt zu begegnen, den wir einer Freundin oder einem Freund zollen?

Um dieser Frage nachzugehen, lohnt ein Blick in die Sozialpsychologie. Sie analysiert unter anderem die menschliche Eigenart, uns mit anderen zu vergleichen. Tatsächlich prüfen wir kontinuierlich und oftmals unbewusst, was uns mit anderen verbindet und was uns von anderen trennt. Erklärt wird die Analyse von Gemeinsamkeiten und Unterschieden mit dem menschlichen Bedürfnis nach sozialer Zugehörigkeit; dies schließt das Bedürfnis nach Abgrenzung gegenüber potenziellen Gefahren mit ein. In unserem Erleben werden Personen also je nach Merkmalsausprägung verschiedenen Gruppen zugeordnet, das Gehirn nimmt hierfür eine soziale Kategorisierung vor, es unterscheidet *wir* versus *sie*. Werden darüber hinaus mit dem

Argument der besseren Vergleichbarkeit Normwerte herangezogen, also auf Basis kultureller Mehrheiten ermittelte Daten, dann erscheinen Minderheiten zwangsläufig als »unnormal«. Zusammen mit der menschlichen Eigenart, Merkmale, die nicht der Norm entsprechen, nicht nur als andersartig, sondern als »minderwertig« einzustufen, befördern derartige Werturteile unbewusst Tendenzen, sich abzugrenzen und zu distanzieren.

Erkenntnisse aus der Stigmaforschung belegen, wie leicht das Wahrnehmen zwischenmenschlicher Unterschiede – und damit von Andersartigkeit oder Fremdheit – zu starken Emotionen wie Verunsicherung, Angst oder Wut führt. In Verbindung mit unreflektierten Bestrebungen nach Distanzierung und Kontrolle kann sich dann schnell ein abgrenzendes, ablehnendes, abwertendes oder überlegen-autoritäres Verhalten einstellen. Nicht zu vergessen sind die grausamen Geschehnisse im Nationalsozialismus, als Kinder, Jugendliche und Erwachsene, die aufgrund von Lernschwierigkeiten im Vergleich zu ihrer Altersgruppe nicht »mithalten« konnten, als »unwertes Leben« diskreditiert und vernichtet wurden. Der historische Ballast hat bis heute seelische Verletzungen und tiefe Narben in unserer Gesellschaft hinterlassen und fordert uns zu einer überaus wachsamen Erinnerungskultur auf, damit menschenverachtende und menschenrechtsmissachtende Ausgrenzungstendenzen nicht wieder aufkeimen. Egal, ob Bezugsperson, Assistenz- oder Fachkraft: In der Begleitung von Menschen mit einer SIE müssen wir in besonderem Maße dafür sensibilisiert sein, unsere persönlichen Einstellungen und Überzeugungen im Zusammenhang mit Andersartigkeit und Behinderung kritisch zu analysieren und die Auswirkungen unseres Menschenbilds auf unser tägliches Handeln zu reflektieren.

Mit der Erkenntnis, dass die Unterscheidung von *normal* und *unnormal* im menschlichen Zusammenleben in vielerlei Hinsicht mehr Leid als Nutzen mit sich bringt, sollten sich Bezugspersonen, Hilfs- und Fachkräfte gleichermaßen eingeladen fühlen, das Konzept von Normalität im Sinne einer »Normalität des Unnormalen« zu rekonstruieren: Es ist normal, verschieden zu sein. Fabian Neitzel, ein Selbstvertreter mit Lernschwierigkeiten, erzählt: »Ich fühle mich nicht eingeschränkt. Ich bin zufrieden, meist glücklich« (Sappok 2023, S. 75).

Eine nicht diskriminierende Begleitung entsteht durch den respektvollen Umgang mit Andersartigkeit, durch die Anerkennung von Vielfalt und Verschiedenheit. In dieser Hinsicht verweist der humanistische Ansatz auf den Wert einer professionellen Haltung, die von Akzeptanz und Wertschätzung geprägt ist. Was ebenso hilfreich ist, um Distanzierung und Fremdheit zu überwinden, sind Maßnahmen der Annäherung. Dies gelingt bereits dann, wenn sich unser professioneller Umgang weniger an der Frage ausrichtet, was uns von einer Person mit einer SIE unterscheidet oder trennt, sondern wenn wir uns möglichst vorbehaltlos auf unser Gegenüber einlassen und – bestenfalls gemeinsam – ergründen, was uns verbindet, etwa mit Fragen wie: Wo sind wir uns ähnlich, wo »ticken« wir gleich? Welche Ideen, Hoffnungen und Bedürfnisse teilen wir? Welche Ziele verbinden uns in der Zusammenarbeit, im Alltag, in unserem Leben? Nach Ansicht des norwegischen Psychiaters und Familientherapeuten Tom Andersen (2006) zeigt sich Inklusion darin, dass sich Beschreibungen von einem trennenden »die da« in ein verbindendes »wir hier« kehren.

Beeinträchtigungen der Intelligenzentwicklung: Definition, Merkmale und diagnostische Kriterien

Störungen der Intelligenzentwicklung sind gekennzeichnet durch deutlich unterdurchschnittliche intellektuelle und adaptive Fähigkeiten, die sich bereits während der frühen Entwicklungsperiode manifestieren, das heißt zu einem frühen Zeitpunkt der kindlichen Hirnreifung. Die Bezeichnung für Beeinträchtigungen der intellektuellen Funktionen variiert je nach Kontext: Während im medizinischen Bereich das seit 2022 gültige diagnostische Manual der Weltgesundheitsorganisation (WHO), die Internationale Klassifikation von Krankheiten (ICD-11), von einer »Störung der Intelligenzentwicklung« spricht, finden sich im sozialpolitischen Diskurs Bezeichnungen wie »intellektuelle« oder »kognitive Beeinträchtigung/Behinderung«. Im englischsprachigen Selbsthilfekontext ist oft von »Lernbehinderung« die Rede.

Intellektuelle Fähigkeiten umfassen ein breites Spektrum mentaler (kognitiver) Leistungen, wie etwa logisches Schlussfolgern, Planen, Problemlösen, abstraktes Denken sowie das Verstehen komplexer Ideen. Auch das Lernen aus Erfahrungen und eine effiziente Informationsverarbeitung zählen dazu. Ein zentrales Kriterium für die Diagnose ist die *Beeinträchtigung der Adaptationsfähigkeit.* Diese beschreibt, wie gut eine Person ihre intellektuellen Fähigkeiten im Alltag nutzen kann, um den Anforderungen des täglichen Lebens gerecht zu werden. Drei zentrale Bereiche adaptiver Kompetenzen werden unterschieden:

- Im Bereich der *konzeptuellen Fähigkeiten* geht es vor allem um Kompetenzen wie Lesen, Schreiben, Rechnen sowie das Verständnis und die Anwendung von Wissen im schulischen und beruflichen Kontext.

- *Soziale Fähigkeiten* umfassen die Fertigkeit, zwischenmenschliche Beziehungen zu gestalten, Freundschaften zu schließen und auf soziale Signale angemessen zu reagieren.
- *Alltagspraktische Fähigkeiten* beziehen sich auf den Umgang mit alltäglichen Anforderungen, etwa die Selbstversorgung, Haushaltsführung, den Umgang mit Geld oder die Nutzung öffentlicher Verkehrsmittel.

Die Störung der Intelligenzentwicklung, in der ICD-10 noch als Intelligenzminderung (F7) bezeichnet, wird in der aktuellen Revision ICD-11 unter dem Code 6A00 geführt und zählt neben Diagnosen wie ADHS, Autismus-Spektrum-Störung oder Störungen der Sprach- und Sprechentwicklung zu den *neuromentalen Entwicklungsstörungen.* Damit wird dem Umstand Rechnung getragen, dass insbesondere die Ausprägung der adaptiven Fähigkeiten maßgeblich für die Teilhabe und Selbstständigkeit der betroffenen Personen im Alltag ist.

Schweregrade: Differenzierung und klinische Bedeutung

Störungen der Intelligenzentwicklung werden nach ICD-11 in vier Schweregrade unterteilt: leichtgradig, mittelgradig, schwergradig und tiefgreifende Ausprägung. Diese Einteilung dient als grobe Orientierung und basiert sowohl auf dem Intelligenzquotienten (IQ) als auch auf phänomenologischen Beschreibungen der Alltagskompetenzen:

- Eine *leichtgradige* Störung der Intelligenzentwicklung liegt bei einem IQ zwischen 50 und 69 vor. Betroffene zeigen zwar Lernschwierigkeiten in der Schule, können aber als Erwachsene häufig einer Arbeit nachgehen, soziale Beziehungen aufrechterhalten und einen gesellschaftlichen Beitrag leisten.

- *Mittelgradige* Ausprägungen mit einem IQ zwischen 35 und 49 sind durch deutliche Entwicklungsverzögerungen bereits im Kindesalter gekennzeichnet. Die Betroffenen benötigen im Alltag meist umfassende Unterstützung, können aber unter Anleitung einfache Tätigkeiten und grundlegende Alltagsfertigkeiten erlernen.
- *Schwergradige* (IQ 20–34) und *tiefgreifende* Ausprägungen (IQ unter 20) gehen mit erheblichen Einschränkungen in der Entwicklung intellektueller und adaptiver Fertigkeiten einher. Personen mit einer schwergradigen oder tiefgreifenden Störung der Intelligenzentwicklung sind lebenslang auf umfassende Unterstützung und Betreuung angewiesen, da sie grundlegende Alltagskompetenzen nur in sehr begrenztem Umfang erwerben können. Die ICD-11 berücksichtigt dabei, dass bei Vorliegen sehr niedriger Intelligenzquotienten die Beurteilung der Schweregrade einer Störung der Intelligenzentwicklung zunehmend anhand des beobachtbaren Anpassungsverhaltens und weniger anhand standardisierter Intelligenztests erfolgt.

Die Schweregrade sind nicht nur für die diagnostische Einordnung relevant, sondern geben auch erste Hinweise für die individuelle Förderplanung und die Gestaltung von Unterstützungsmaßnahmen im Alltag.

Die ICD-11 stellt zudem den *Entwicklungsaspekt* in den Vordergrund und unterscheidet die Symptompräsentation je nach Entwicklungsphase: frühe Kindheit, späte Kindheit und Jugend sowie Erwachsenenalter. Dabei wird sowohl der Bereich der intellektuellen als auch der Bereich der adaptiven Fähigkeiten berücksichtigt, um eine umfassende und altersgerechte Diagnostik zu gewährleisten. Tabellarisch dargestellte Verhaltensindikatoren im ICD-11-Kapitel zu SIE (Tabellen 6.1–6.4, WHO 2022) geben eine Orientierung bei der Schweregradeinteilung.

Soziale, emotionale und adaptive Funktionen bei intellektuellen Einschränkungen

Bei einer SIE sind nicht nur kognitive Funktionen beeinträchtigt, sondern auch soziale, emotionale und adaptive Fähigkeiten. Die historischen Wurzeln dieser Erkenntnis reichen weit zurück: 1848 beschrieb John Martyn Harlow im *Bostoner Medical and Surgical Journal* den berühmten Fall des Eisenbahnarbeiters Phineas Gage. Diese Fallstudie war bahnbrechend, da Harlow erstmals dokumentierte, dass eine schwere Hirnverletzung nicht nur zu kognitiven Defiziten, sondern auch zu bedeutsamen affektiven und Verhaltensveränderungen führte.

In den folgenden Jahrzehnten konnten Forscher wie Paul Broca (1878) und James Papez (1937) die neuroanatomischen Grundlagen dieser Beobachtungen aufzeigen. Sie identifizierten spezifische Hirnregionen und Netzwerke, die für emotionale und soziale Prozesse verantwortlich sind – insbesondere das limbische System.

Das soziale Gehirn ist ein komplexes Netzwerk von Hirnregionen, das es uns ermöglicht:

- soziale Interaktionen zu verarbeiten,
- Empathie zu entwickeln,
- zwischenmenschliche Kommunikation zu verstehen und auszuführen,
- unsere eigenen Gefühle, Absichten und Bedürfnisse sowie die anderer Menschen zu erkennen,
- angemessen auf soziale Signale zu reagieren.

Bei Personen mit intellektuellen Einschränkungen ist die Architektur und Struktur dieses sozialen Gehirns häufig verändert.

Die Entwicklung des sozialen Gehirns folgt einem präzisen Prozess, der bereits pränatal beginnt und sich in kritischen sensiblen Phasen während der frühen Kindheit fortsetzt. Dabei spielen mehrere Faktoren zusammen: Genetische und epigenetische Mechanismen bilden die Grundlage für die Bildung neuronaler Netzwerke in wichtigen Entwicklungsstadien. Umweltfaktoren, frühe Bindungs- und Lebenserfahrungen beeinflussen das Timing und die Koordination dieser neuronalen Muster entscheidend.

Die zeitliche Abfolge dieser Entwicklung ist charakteristisch: Die grundlegende Hirnarchitektur wird pränatal angelegt. Im weiteren Verlauf folgen eine ausgedehnte Phase der Differenzierung durch dendritisches Wachstum sowie die Bildung, Stabilisierung und Beschneidung von Synapsen. Im Säuglingsalter dominieren zunächst kurzstreckige Verbindungen zwischen benachbarten Hirnregionen. Mit zunehmender Reife entstehen langstreckige Verbindungen, die es ermöglichen, komplexere kognitive und emotionale Funktionen auszuführen. Hochgeordnete kognitive Netzwerke (wie in der Hirnrinde) bauen dabei auf basaleren Schaltkreisen (etwa im Hirnstamm) auf.

Das Verständnis dieser Entwicklungsmeilensteine ermöglicht es, das Erleben und Verhalten von Menschen mit einer SIE besser nachzuvollziehen. Dies ist nicht nur für diagnostische und therapeutische Ansätze relevant, sondern auch für die Unterstützung ihrer sozialen Teilhabe und Inklusion.

Bei intellektuellen Einschränkungen ist die Architektur des sozialen Gehirns von Beginn an verändert – dies erklärt sowohl kognitive als auch emotionale und soziale Schwierigkeiten und erfordert einen integrierten, entwicklungssensiblen Zugang bei Diagnostik und Behandlung.

Von der Struktur zur Funktion: Wie sich das Denken entwickelt

Zu Beginn ist die Auseinandersetzung mit sich selbst und der äußeren Umwelt vor allem durch Reizwahrnehmung und -verarbeitung geprägt, das Denken erfolgt zunächst ziel- und handlungsorientiert (teleologisches Denken, siehe Abbildung 1, Schritt 1). In diesem Stadium können Gefühle und Gedanken noch nicht sprachlich ausgedrückt werden, jedoch lassen sich zielgerichtete Handlungen beobachten. Personen mit einer solchen handlungsorientierten »Denkweise« zeigen gelegentlich selbstschädigende oder destruktive Verhaltensweisen.

Durch sensorische Stimulation und Integration entwickelt sich schrittweise eine Objektpermanenz, also ein inneres Bild von der äußeren Umgebung. In diesem nachfolgenden Stadium (konkretes Denken, siehe Abbildung 1, Schritt 2) gelingt es der Person jedoch noch nicht, zwischen eigenen Gedanken und denen anderer zu unterscheiden; das eigene Denken wird als mit der äußeren Realität identisch erlebt: »So, wie ich es denke, ist es auch.« Diese konkrete Denkweise kann zu Missverständnissen führen, da nicht zwischen Fakten und Überzeugungen differenziert werden kann.

Im weiteren Verlauf, angeregt durch Interaktionen mit nahen Bezugspersonen, beginnt die Unterscheidung zwischen dem Selbst und dem Anderem. Diese Selbst- und Fremdwahrnehmung wird insbesondere in Rollen- und Fantasiespielen geübt und ausgebaut. In diesem Stadium (Denken im »vorgetäuschten« Modus bzw. Pseudo-Mentalisierung, siehe Abbildung 1, Schritt 3) ist die Innenwelt von der Außenwelt abgekoppelt; Interpretationen eines Geschehens müssen keinen Bezug zur Realität anderer haben. Personen neigen dazu, Emotionen im Hier und Jetzt weniger differenziert zu empfinden und Fantasie von Realität nicht klar zu trennen, was bis hin zur Dissoziation führen kann.

Im letzten Entwicklungsschritt ist die Person schließlich in der Lage zu erkennen, dass andere Menschen Gefühle, Gedanken, Absichten und Motivationen besitzen, die sich von den eigenen unterscheiden. Es entwickelt sich das sogenannte »Theory of Mind«-Netzwerk (siehe Abbildung 1, Schritt 4). Die Person ist in der Lage zu mentalisieren, sie kann also das Verhalten anderer auf deren innere Zustände zurückführen bzw. über sich selbst und das eigene Verhalten reflektieren.

ABBILDUNG 1

Die Entwicklung der Mentalisierungsfähigkeit

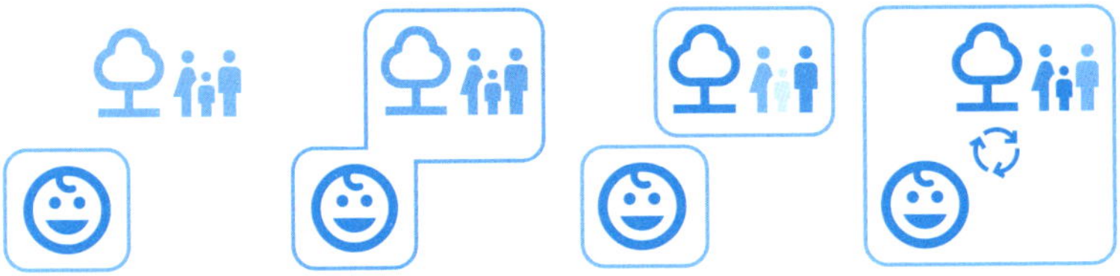

Schritt 1	Schritt 2	Schritt 3	Schritt 4
Teleologisches Denken	**Konkretes Denken**	**Pseudo-mentalisieren**	**Theory of Mind**
Ziel- und handlungsorientierte Art zu denken:	Das Denken ist Realität:	Als-ob-Denken:	Mentalisieren:
• Aktion–Reaktion • Nonverbal • Sensorisch	• Unfähigkeit, zwischen eigenen Gedanken und äußerer Wirklichkeit zu unterscheiden • Objektpermanenz	• Von Realität abgelöstes Fantasiespiel • Fantasie und Realität strikt getrennt • Selbst-Fremd-Differenzierung	• Integration des Denkens in die Realität und Erfahrungen aus der Realität in die Gedankenwelt

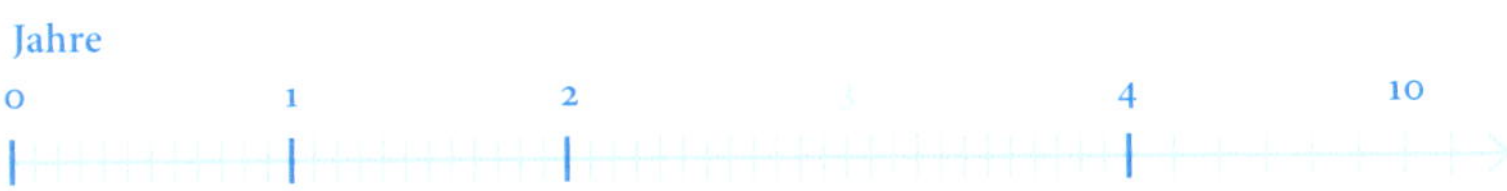

- Teleologisches Denken 0.–15. Monat
- Konkretes Denken 12.–24. Monat
- Pseudomentalisieren 24.–48. Monat
- Theory of Mind > 48. Monat

Das Konzept des *Mentalisierens* beschreibt die Fähigkeit, eigenes und fremdes Verhalten durch das Verstehen zugrunde liegender Gedanken, Gefühle und Absichten zu interpretieren. Mentalisieren heißt, sich bewusst zu machen, was im eigenen Inneren und was im Inneren anderer Menschen vorgeht, sowie diese inneren Zustände in einen Zusammenhang zu bringen. Die Fähigkeit zur Mentalisierung entwickelt sich besonders durch sichere Bindungserfahrungen und ist wichtig für Empathie, Selbstreflexion und Affektregulation. Mentalisieren umfasst:

- die Perspektivenübernahme, also das Verstehen, wie andere denken und fühlen könnten,
- die Selbst- und Fremdreflexion, mit denen der eigene und fremde Erlebenshorizont wahrgenommen wird,
- die Dynamik, also die Erkenntnis, dass die Fähigkeit zur Mentalisierung je nach Situation schwanken kann, etwa unter Stress.

Die Fähigkeit, zu mentalisieren, das heißt, sich selbst von außen und andere von innen zu sehen, bildet sich erst im Laufe der kognitiven Entwicklung aus. Empathie, Perspektivenwechsel und Selbstreflexivität dürfen nicht ohne Weiteres vorausgesetzt und ein Fehlen dieser Kompetenzen nicht mit Egoismus oder Rücksichtslosigkeit gleichgesetzt werden.

Die Entwicklung der emotionalen Hirnfunktionen

Die emotionalen Hirnfunktionen entwickeln sich schrittweise und bauen aufeinander auf, abhängig von der Differenzierung und Aktivierung der jeweiligen neuronalen Netzwerke im sozialen Gehirn. Es gibt verschiedene Modelle, die die Entwicklung dieser emotionalen Fähigkeiten beschreiben, unter anderem den emotionalen Entwicklungsansatz von Anton Došen (2018). Das Modell orientiert sich an den Meilensteinen der neurotypischen Entwicklung von Kindern und Jugendlichen und fasst diese in verschiedenen Entwicklungsphasen zusammen:

Adaption (Referenzalter: 1.–6. Lebensmonat): In diesem Stadium werden der eigene Körper und die direkte Umgebung mit den Sinnen erkundet. Eine wichtige Aufgabe besteht in der Integration von Sinnesreizen und äußeren Strukturen. Erregung und Entspannung sind die vorherrschenden emotionalen Zustände. Das emotionale Grundbedürfnis ist körperliches Wohlbefinden.

Sozialisation (Referenzalter: 7.–18. Lebensmonat): In diesem Stadium sind eine geteilte Aufmerksamkeit und eine Ausrichtung auf bedeutende Andere zu beobachten. Ein Gefühl von Urvertrauen, Objektpermanenz und ein grobes Körperschema entwickeln sich. Die Grundemotionen Freude, Wut, Angst und Traurigkeit werden gezeigt. Die Grundbedürfnisse sind Sicherheit und Geborgenheit.

Erste Individuation (Referenzalter: 19.–36. Lebensmonat): In dieser Phase erkunden Personen ihren eigenen Willen, sind aber noch angewiesen auf zuverlässige Bindungserfahrungen (Symbiose- versus Autonomiekonflikt). Ausgehend von der Fähigkeit zur Selbst-Fremd-Differenzierung werden wichtige Schritte zur Autonomie und zu einem sicheren Bindungsstil gemacht. Affekte differenzieren sich weiter aus und Eifersucht kann beobachtet werden. Massive Erregungszustände erfordern bis in diese dritte Phase hinein eine interpersonelle Affektregulation. Es besteht ein hohes Bedürfnis nach Autonomie.

Identifikation (Referenzalter: 4.–7. Lebensjahr): Die Entwicklung einer Theory of Mind geht einher mit einer weiteren Emotionsdifferenzierung. Soziale Gefühle wie Empathie, Scham, Schuld und Stolz können nun beobachtet werden. Erste Schritte in Richtung Geschlechtsidentität und In-Group/Out-Group-Differenzierung, zusammen mit den sich entwickelnden sozialen Fähigkeiten, führen zu einer aktiven Interaktion mit Gleichrangigen und zu weiteren Fortschritten in der Ich-Bildung. Affekte können zunehmend erfolgreicher selbst reguliert werden. Das emotionale Grundbedürfnis ist die Zugehörigkeit zu einer Gruppe.

Realitätsbewusstsein (Referenzalter: 8.–12. Lebensjahr): Logisches, rationales Denken und die Einschätzung der eigenen Fähigkeiten gehen einher mit einer weiteren Ich-Differenzierung, dem logischen und dem sich herausbildenden moralischen Denken. Konkurrenz mit Gleichrangigen, aber auch konstruktive Zusammenarbeit und Loyalität sind zu beobachten. Die eigenen Fähigkeiten lassen sich immer realistischer einschätzen und wirken sich zunehmend erfolgreich auf die Regulierung von Affekten aus. Das zentrale Grundbedürfnis ist der stabile Selbstwert.

Soziale Individuation (Referenzalter: 13.–17. Lebensjahr): In diesem Stadium ermöglichen sexuelle Identität, Reflexion über das (moralische) Selbst und weitere Fortschritte im Bereich der Handlungssteuerung und -kontrolle sowie Selbstregulierung (exekutive Funktionen) ein immer unabhängigeres und eigenverantwortlicheres Leben. Das vorherrschende Grundbedürfnis ist die Selbstverwirklichung.

Feststellung des emotionalen Referenzalters

Eine gemeinsam mit Anton Došen im Jahr 2015 gegründete internationale Arbeitsgruppe, das *Network of Europeans on Emotional Development* (NEED), hat das von Došen entwickelte Schema der emotionalen Entwicklung (SEO: Schaal voor Emotionele Ontwikkeling) überarbeitet und zu einem wissenschaftlich validen Instrument, der »Skala der Emotionalen Entwicklung – Diagnostik« (SEED), weiterentwickelt (Sappok & Zepperitz u. a. 2023). Die Skala besteht aus 200 bzw. in der erweiterten Form SEED-2 aus 240 binären Items, die den emotionalen Entwicklungsstand innerhalb von acht Entwicklungsbereichen beschreiben. Die Skala ist sowohl bei Kindern als auch bei Erwachsenen mit einer SIE anwendbar und testpsychometrisch validiert. > Entwicklungsstand, Seiten 96 f., 110

Die Diagnostik der emotionalen Entwicklung kann dazu beitragen, das gezeigte Verhalten besser zu verstehen, das emotionale Wohlbefinden und die psychische Gesundheit zu fördern und – falls notwendig – eine entwicklungsgerechte Behandlung einzuleiten.

BEISPIELE

1. Javier Dubois, 38 Jahre alt, mit einer schwergradigen SIE, lebt in einer Wohngruppe. Er erkundet seine unmittelbare Umgebung ausschließlich über seine Sinne – er ertastet Oberflächen, lauscht auf Geräusche und beobachtet Lichter. Seine Reaktionen beschränken sich auf Unruhe und Ruhe: Bei Überreizung durch laute Geräusche wird er angespannt und unruhig; wenn sein Bezugsbetreuer ihn mit warmen Decken zudeckt und sanft berührt, entspannt er sich sichtbar. Im Speiseraum zeigt er Interesse an unterschiedlichen Texturen von Lebensmitteln. Seine emotionalen Reaktionen sind direkt gekoppelt an körperliche Empfindungen. Diese Verhaltensweisen sind typisch für sein emotionales Referenzalter von 3 bis 6 Monaten.
2. Amara Rossi, 31 Jahre alt, mit einer mittelgradigen SIE, arbeitet in einer Werkstatt. Sie äußert ihren Willen deutlich und möchte eigenständig entscheiden, welche Aktivitäten sie durchführt. Gleichzeitig braucht sie konstant die emotionale Unterstützung ihrer Bezugsperson. Wenn ihre liebste Betreuerin im Urlaub ist, entwickelt sie massive Wutausbrüche und Traurigkeit. Wenn ein anderer Bewohner mit ihrem Lieblingsspielzeug spielt, reagiert sie mit intensiver Eifersucht und Frustration. In solchen Momenten kann sie ihre Emotionen nicht selbst regulieren und benötigt intensive Unterstützungsangebote. Sie kämpft zwischen dem Wunsch nach Unabhängigkeit und dem Bedürfnis nach Sicherheit. Mit klaren Strukturen und verlässlichen Übergängen (etwa Ankündigungen von Abwesenheiten, Abschiedsritualen, Übergangsobjekten wie einem Halstuch der Betreuerin) macht

sie schrittweise Fortschritte. Ihr Verhalten ist entwicklungsgerecht (emotionales Referenzalter: 2–3 Jahre).

3. Raj Singh, 45 Jahre alt, mit einer leichtgradigen SIE, arbeitet seit 15 Jahren in einer Werkstatt für Menschen mit Behinderung. Er kennt seine Stärken und Schwächen realistisch: Er weiß, dass er präzise in der Montagearbeit ist, ihm aber Rechenaufgaben schwerfallen. Mit seinen Kolleg*innen arbeitet er überwiegend konstruktiv zusammen, reagiert aber auch mit Verärgerung, wenn sie von seiner Anleiterin gelobt werden und er nicht. Er kann diese Gefühle jedoch selbst bewältigen, indem er sich ablenkt oder das Gespräch mit der Anleiterin sucht. Sein Selbstwert basiert auf realistischen Einschätzungen seiner Leistungen. Bei Erfolgen strahlt er vor Stolz und fühlt sich wertvoll. Die Entwicklungsdiagnostik zeigt ein emotionales Referenzalter von 8 bis 12 Jahren.

Wenn wir Verhaltensweisen von Menschen mit einer SIE nicht als Defizite, sondern als Ausdruck ihres aktuellen emotionalen Referenzalters verstehen, verändern sich unsere Haltung und Praxis grundlegend. Statt Verhaltensmodifikation wird Entwicklungsbegleitung zur Aufgabe; statt Pathologisierung entsteht Verständnis. Eine entwicklungsgerechte Unterstützung schafft die emotionale Sicherheit, die Menschen benötigen, um ihre Potenziale zu entfalten und echte gesellschaftliche Teilhabe zu erleben.

Leben über Stock und Stein: Einblicke in Lebenswelten

Gerät eine Person mit einer SIE in eine psychische Krise, hat sie im Laufe ihres Lebens – wie jeder andere Mensch – meistens schon so manche Höhen und Tiefen erfahren. Gleichwohl bringen es die Umstände einer SIE mit sich, dass sich Biografien in vielerlei Hinsicht von Lebensläufen nichtbehinderter Personen unterscheiden. Zu bedenken sind nicht nur die überdauernden Belastungen und Barrieren, die mit einer Entwicklungsstörung einhergehen und die Verletzlichkeit einer Person erhöhen. Auch die tagtäglichen kleineren wie größeren Anforderungen können die personellen oder sozialen Bewältigungsressourcen – gerade im Hinblick auf die jeweiligen Schwierigkeiten im adaptiven Verhalten – schnell übersteigen. Eine professionelle Begleitung und Beratung psychiatrisch erkrankter Personen und ihres sozialen Umfelds sollte lebensgeschichtlich relevante Barrieren berücksichtigen.

Lebenslinien: Von Anfang an anders

Risiken vor, während und nach der Geburt

Menschliches Leben beginnt lange vor der Geburt. Mit der Verschmelzung von Samen und Eizelle nimmt die Entwicklung des Embryos Fahrt auf. Während die Zellteilung exponentiell voranschreitet, differenzieren sich Gehirn, Organe, Kreislauf, Skelett und Muskulatur bereits innerhalb des ersten Schwangerschaftstrimesters weitgehend aus.

Doch nicht jede Schwangerschaft verläuft nach Plan. Verdichten sich bereits im Mutterleib Hinweise auf eine Beeinträchtigung des Ungeborenen, sind werdende Eltern mit der Frage konfrontiert, inwiefern sie sich vorstellen können, ein Kind mit Behinderung auf die Welt zu bringen, oder auch nicht. Mit der Einführung nicht invasiver Pränataltests ist die Zahl der Schwangerschaftsabbrüche gestiegen, im Fall eines positiven Befundes liegt die Quote im europäischen Durchschnitt bei 80 Prozent. Allerdings bedeutet es auch, dass sich manche Eltern schon sehr früh und sehr bewusst für ein Kind mit einer Behinderung entscheiden. Das Ja zu einem Kind mit Beeinträchtigung stellt eine wichtige Basis und Ressource in der Zusammenarbeit mit Eltern dar: Es spiegelt familiäre Werte wider und zeugt von einer optimistischen Grundeinstellung.

Führen Komplikationen in der Schwangerschaft zu einer Frühgeburt, kann die Hirnreifung trotz deutlich verbesserter medizinischer Versorgungsangebote unter Umständen leiden und das Risiko einer SIE erhöhen. Auch im Fall einer unkomplizierten Schwangerschaft können vor, während oder nach der Geburt unerwartete Komplikationen auftreten. Vielleicht sind die Vitalwerte des Neugeborenen besorgniserregend. Vielleicht kommt das Kind mit körperlichen Auffälligkeiten zur Welt, sodass womöglich recht bald Fragen nach einem genetischen Syndrom gestellt werden. Womöglich machen organische Fehlbildungen bereits in den ersten Lebenswochen und -monaten medizinische Eingriffe und Klinikaufenthalte nötig. Die erlebten Abweichungen von der Norm, verbunden mit Erwartungsenttäuschungen, Ängsten oder Überforderungsreaktionen, können aufseiten der Eltern ernsthafte Krisen auslösen und die Bindung zwischen Eltern und Kind empfindlich stören.

Auf dem Weg zur Diagnosestellung

In manchen Fällen zeichnen sich Auffälligkeiten erst in den Folgemonaten oder -jahren ab, dadurch dass Entwicklungsrückstände durch den Vergleich mit Gleichaltrigen immer deutlicher zutage treten. Für die Eltern und Familien beginnt nun eine nervenaufreibende Zeit: Einerseits möchte man an der Hoffnung festhalten, dass es sich bei dem Kind einfach bloß um einen »Spätzünder« handelt, andererseits beschleichen die Angehörigen diffuse Ängste beim Erleben, dass doch nicht alles nach Plan läuft und Auffälligkeiten im kindlichen Verhalten offenkundiger werden. Der Druck steigt: Braucht mein Kind mehr Angebote, mehr Anregung, mehr Zuspruch? Mache ich als Mutter oder Vater alles richtig? Vielleicht habe ich bloß die richtigen Ratgeber noch nicht gelesen? Langsam formt sich – eventuell auch aufgrund des Drucks aus dem sozialen Umfeld – der Plan, Hilfe zu suchen. Doch wer ist nun der beste Spezialist, die beste Spezialistin? Wer kennt sich wirklich aus? Sollte man vielleicht doch noch eine Zweit- oder gar Drittmeinung einholen?

Wenn sich Eltern am Ende der Entwicklungsdiagnostik mit der folgenschweren Diagnose einer überdauernden bzw. tiefgreifenden Entwicklungsstörung konfrontiert sehen, wird nicht selten zunächst die gesamte bisherige Zukunftsvorstellung des Kindes, der Eltern und der Familie infrage gestellt. Tatsächlich bedeutet die Diagnosestellung einer intellektuellen Beeinträchtigung ein potenzielles Trauma (Sarimski 2024). Sie ist verbunden mit der familiären Entwicklungsaufgabe, sich von der Hoffnung und Erwartung eines unbeschwerten Entwicklungsverlaufs zu verabschieden.

Nicht trivial ist auch die Fülle nötiger Entscheidungen darüber, welche Hebel nun in Bewegung zu setzen und welche Institutionen einzubeziehen sind, oftmals gepaart mit wiederkehrenden Selbstzweifeln: Habe ich etwas übersehen oder versäumt – hätte alles anders laufen können, wenn wir bloß …?! Eltern sind gefordert, sich mit medizinischen, therapeutischen, heil- und sonderpädagogischen Versorgungsstrukturen vertraut zu machen, und müssen sich zudem mit sozialrechtlichen Belangen auseinandersetzen.

Familiäre Auswirkungen

Die familiäre Belastung steigt je nachdem, wie hoch der Zeitaufwand für die nötigen pflegerischen, pädagogischen und therapeutischen

Maßnahmen ist, wie viele bürokratische Hürden überwunden werden müssen und wie gut es gelingt, sich mit eigenen Gefühlen und Bedürfnissen auseinanderzusetzen. Fühlen sich Eltern den Anforderungen nicht gewachsen, erwägen oder initiieren sie womöglich bereits im Kindesalter eine Heimunterbringung. Demgegenüber wird eine unterstützende und anerkennende Begleitung durch das soziale bzw. professionelle Umfeld von Elternseite als überaus hilfreich erlebt. Hierbei spielt die Aktivierung des elterlichen Selbstwirksamkeitserlebens in der Versorgung und Erziehung des Kindes eine bedeutsame Rolle. Rosa Winter, Mutter eines Sohnes mit einer SIE, sagte dazu: »Das war die beste Therapeutin überhaupt: die mir den Rücken so massiv gestärkt hat, die mir wirklich Hilfestellung gegeben hat und die mir auch den Zuspruch geschenkt hat: ›Sie schaffen das!‹«

Das Aufwachsen mit einer Schwester oder einem Bruder mit einer SIE birgt sowohl Risiken als auch Chancen für das psychische Wohlbefinden von Geschwistern. Unter Umständen werden sie in die Versorgung eingebunden, erfahren weniger elterliche Aufmerksamkeit, fühlen sich benachteiligt oder gar ausgegrenzt. Positive Auswirkungen für Geschwister von Kindern mit einer SIE zeigen sich in einer ausgeprägten Empathiefähigkeit und einer Sensibilität für Diskriminierung.

In vielen Familien beklagen Angehörige, dass Kontakte zu Freund*innen und Bekannten zu kurz kommen oder unter fehlender Rücksichtnahme bzw. mangelndem Verständnis für die besonderen Umstände leiden. Dies ist insofern bedenklich, als gerade die soziale Unterstützung ein bedeutsames Gegengewicht zur Entwicklung einer psychischen Störung darstellt. Dass dennoch nur ein bemerkenswert geringer Prozentsatz an Eltern oder Geschwistern von Kindern mit einer Beeinträchtigung ernsthaft psychisch erkrankt, wird mit Faktoren familiärer Resilienz in Verbindung gebracht. Familiäre Resilienz zeichnet sich aus durch die Bereitschaft, auch schwierigen Situationen eine Bedeutung zuzuschreiben, verbunden mit der Vorstellung, den gebotenen Herausforderungen gewachsen zu sein, sowie dem Engagement, ein Problem aktiv handelnd zu überwinden. Tatsächlich gelingt es vielen Familien mit einem beeinträchtigten Kind, »trotz allem« ein erfülltes Leben zu führen (Retzlaff 2010).

Förderangebote

Die Fülle an Angeboten zur frühkindlichen Bildung und Beratung macht es Eltern heutzutage leichter, eine maßgeschneiderte Unterstützung für sich und ihr Kind zu erhalten. So besuchen viele Kinder mit Entwicklungsauffälligkeiten eine heilpädagogische Tagesstätte (HPT) und werden in Frühförderstellen und sozialpädiatrischen Zentren (SPZ) durch ein multiprofessionelles Team engmaschig betreut. Niedergelassene Fachärzt*innen, Heil- und Sonderpädagog*innen sowie Therapeut*innen übernehmen die sprachlich-kommunikative, kognitive, psychomotorische oder sozioemotionale Förderung des Kindes und beraten die Eltern in Erziehungsfragen.

So wertvoll die breite fachliche Unterstützung für die betreffenden Familien auch ist, so durchgetaktet ist oftmals auch der Kalender mit Arztbesuchen, Fördermaßnahmen, Therapieterminen und Behördengängen. Viele Angehörige stehen dauernd unter dem Druck, mit den »richtigen« Maßnahmen ein Höchstmaß an Förderung zu erreichen, und fühlen sich nicht selten verantwortlich oder gar schuldig, wenn Entwicklungserfolge ausbleiben.

Bildungswege

Wenn die Einschulung naht, kann noch einmal eine schwierige Entscheidung auf die Sorgeberechtigten zukommen: Soll das Kind eine (inklusive) Regelschule oder eine Förderschule besuchen? Je nach den regionalen Angeboten der Bildungslandschaft können Kinder entsprechend ihrem individuellen Leistungsprofil einzelne Fächer im Regelschulbereich belegen und andere im Förderschulbereich. Unabhängig von der gewählten Schulform ist mittels Gutachten zu prüfen, ob ein Kind, um gleichberechtigt am Unterricht teilhaben zu können, eine Assistenz (»Schulbegleitung« bzw. »Integrationshilfe«) braucht.

Die Weichenstellung für eine Förderschule betrachten manche Eltern kritisch aus der Sorge heraus, dass dem Kind dadurch berufliche Optionen versperrt werden. Tatsächlich nimmt nach wie vor ein Großteil der Jugendlichen, die eine Förderschule mit Schwerpunkt »Geistige Entwicklung« besuchen, nach Abschluss der Schulzeit eine Tätigkeit in einer Werkstätte für behinderte Menschen (WfbM) auf. Vergleichsweise wenige Heranwachsende besuchen zunächst ein Berufsbildungszentrum und nur ein Bruchteil macht eine berufliche Ausbildung und erhält im Anschluss ein Jobangebot auf dem allgemeinen Arbeitsmarkt.

Zwischen Autonomie und Abhängigkeit

Die Adoleszenz stellt Jugendliche mit einer SIE im Vergleich mit ihrer Altersgruppe noch einmal vor besondere Herausforderungen. Schließlich gehen reduzierte adaptive Kompetenzen (etwa bezüglich Selbstversorgung, Mobilität, Umgang mit Geld oder Gestaltung von Freundschaften) mit größeren Unterstützungsbedarfen einher. Das führt in vielen Fällen zu einem andauernden Abhängigkeitsverhältnis und erschwert bei übermäßiger Fremdbestimmung die Autonomieentwicklung. Dies gilt erst recht dort, wo die Privatsphäre aufgrund intensiver Pflege- und Fürsorgeleistungen dauerhaft eingeschränkt ist. Selbstbestimmte Entscheidungen hinsichtlich sexueller, digitaler oder finanzieller Vorstellungen und Bedürfnisse werden auch dadurch behindert, dass vielerorts bedarfsgerechte Bildungsangebote für Kinder und Jugendliche mit einer SIE sowie deren Eltern fehlen.

Blickt man auf die Angehörigen, wird nachvollziehbar, dass wechselseitige Abhängigkeitsverhältnisse bestehen. Schließlich erleben sich Eltern im Zusammenhang mit einem erhöhten Pflege- oder Unterstützungsaufwand oftmals ebenso wenig frei in ihrer persönlichen und beruflichen Lebensgestaltung. Mit dem Begriff »eingefrorene Biografien« macht der Pädagoge Theo Klauß (2000) darauf aufmerksam, dass Eltern – insbesondere Mütter – von Kindern mit einer SIE eigene berufliche Ambitionen, Freizeitinteressen und Lebensentwürfe oftmals zugunsten der Versorgung und Betreuung des Kindes über Jahrzehnte zurückstellen.

Eine vornehmliche Entwicklungsaufgabe im Jugendalter liegt in der Ausbildung einer stabilen, selbstbestimmten Persönlichkeit. Dabei wird die Identitätsentwicklung beeinflusst von dem Grad an erlebter Selbstwirksamkeit sowie dem Ausmaß, zu dem sich Heranwachsende mit Gleichrangigen (Peers) identifizieren. Beides kann im Fall einer SIE jedoch eingeschränkt sein. Zum einen dadurch, dass selbstwirksames Handeln durch reduzierte Erfahrungen von Autonomie, sozialer Eingebundenheit und Kompetenz behindert wird, zum anderen dann, wenn Kontakte zu Gleichrangigen infolge der Behinderung nicht angemessen aufgebaut oder gepflegt werden können. Treten Erfahrungen von Andersartigkeit und Diskriminierung hinzu, leidet das Selbstkonzept umso mehr.

Mit Eintritt der Volljährigkeit wird je nach Schweregrad der Beeinträchtigung und dem damit einhergehenden Unterstützungsbedarf eine rechtliche Betreuung eingerichtet. In Deutschland werden diesbezügliche Aufgabenkreise in vielen Fällen von einem Elternteil übernommen. So bleibt und fühlt sich ein Großteil der Eltern lebenslang verantwortlich für zahlreiche, teils richtungsweisende Entscheidungen, die das Wohlergehen des erwachsenen Kindes absichern – ein Umstand, der mit zunehmendem Lebensalter für viele Eltern zu einer Belastung wird und ebenso aufseiten des nunmehr erwachsenen Nachwuchses die erlebte Abhängigkeit von den Eltern nur bedingt reduziert. »Was passiert, wenn wir nicht mehr da sind? Wie geht es unseren Kindern dann? Darum kreisen unsere Gedanken, das beschäftigt und bedrückt uns. Solange ich da bin, kämpfe ich. Aber wer kämpft danach?!«, so hat es eine Mutter ausgedrückt.

Ein Meilenstein hinsichtlich politischer Teilhabe stellt das seit 2019 geltende inklusive Wahlrecht dar. Es eröffnet auch Personen, die eine rechtliche Betreuung erhalten, die Möglichkeit, mithilfe individuell nötiger Assistenzleistungen an Wahlen teilzunehmen.

Wohnen mit Unterstützung

Im Erwachsenenalter werden weitere Barrieren in der Entwicklung und Teilhabe ersichtlich. Ein beträchtlicher Anteil der Personen mit einer SIE verbleibt auch weit über das Erreichen der Volljährigkeit hinaus im familiären Wohnumfeld. Alternativ werden von Leistungserbringern der Eingliederungshilfe sogenannte besondere Wohnformen vorgehalten, dazu zählen je nach Unterstützungsbedarf reguläre, therapeutische oder intensivbetreute Wohngruppen.

Auch wenn mit dem BTHG das Recht auf eine selbst gewählte Wohnform festgeschrieben ist und obwohl ein Großteil der Betreffenden angibt, am liebsten selbstständig allein oder mit Partner*in in einer eigenen Wohnung leben zu wollen: Das Angebot an betreuten Einzelwohnplätzen im Rahmen der Eingliederungshilfe reicht bei Weitem nicht aus (Markowetz u. a. 2025). So leben aktuell nur sehr wenige Personen mit einer SIE, unterstützt von Assistenzpersonen und refinanziert mithilfe des Persönlichen Budgets, in den eigenen vier Wänden. Trotz des wohnbezogenen Wunsch- und Wahlrechts im BTHG schreiten die strukturellen Umbaumaßnahmen in Richtung inklusiver Wohnformen nur langsam voran. Kritisiert wird, dass Menschen mit einer SIE gerade bei intensivem Unterstützungsbedarf kaum von Inklusionsbemühungen profitieren; vielmehr stellten intensivbetreute Wohnformen neuartige Exklusionssphären dar.

Erschwerend kommt hinzu, dass die Suche nach einem Einrichtungsplatz in vielen Fällen regelrecht zur Odysee gerät – dies erst recht dann, wenn das Zusammenleben im häuslichen Milieu durch zunehmende Konflikte hoch belastet ist und das Ausmaß an Verhaltensauffälligkeiten eine Einweisung in die Psychiatrie notwendig macht. So kann es passieren, dass der Auszug aus dem Elternhaus nicht als Entwicklungsfortschritt gefeiert wird, sondern aufgrund krisenhafter Zuspitzungen als traumatisierende Erfahrung in die familiäre Biografie eingeht. > Wohnen, Seiten 109 f.

Lebensqualität durch Beschäftigung, Beziehungen und Freizeit

Zur Lebenszufriedenheit von Menschen trägt neben der Wohnqualität auch maßgeblich eine sinnstiftende Beschäftigung bei. Da die Anstellung auf dem allgemeinen Arbeitsmarkt für die meisten Erwachsenen mit einer SIE aufgrund struktureller Barrieren noch immer unerreichbar bleibt, geht ein Großteil einer Tätigkeit in einer Werk- oder Förderstätte nach. Die diesbezügliche Vergütung liegt deutlich unter dem tariflichen Mindestlohn und erlaubt keine großen finanziellen Sprünge. Größere Anschaffungen, kostenintensive Freizeitinteressen oder Urlaubswünsche müssen im Einzelfall sorgfältig abgewogen werden. Der Wohngruppenmitarbeiter Jan Winter erzählt: »Sein Taschengeld reicht nur für drei Packungen Zigaretten pro Woche. Wenn der Bewohner aber jeden Tag eine Schachtel raucht, kriegen wir schon am Donnerstag Stress. Wir hatten das auch schon, sodass er dann am Wochenende nicht mit in die Wirtschaft gehen konnte, da war er richtig stinkig.«

BEZIEHUNGEN Ein wichtiger Faktor für Lebensqualität liegt für alle Menschen in der Gestaltung intimer bzw. freundschaftlicher Beziehungen. Gleichwohl leben Personen mit einer SIE mehrheitlich ohne feste Partnerin oder festen Partner, auch die Pflege enger, dauerhafter Freundschaften gelingt in vielen Fällen nicht zufriedenstellend. Einsamkeit führt bei manchen Personen mit einer SIE zu einer relevanten Beeinträchtigung der psychischen Gesundheit.

Während das grundlegende Recht auf Freundschaft und Liebe vom sozialen Umfeld respektiert wird, stellt Sexualität im Sinne von Lust, Erotik und Fortpflanzung von Menschen mit einer SIE für einige Betreuungspersonen nach wie vor ein Tabuthema dar. Julia Zinsmeister (2024) kritisiert, dass selbstbestimmte Entscheidungen hinsichtlich gelebter Intimität und partnerschaftlicher Beziehungen in Gemeinschaftseinrichtungen nicht durchgängig respektiert, sondern zuweilen aus einem falsch verstandenen Fürsorge- und Schutzauftrag heraus verwehrt würden. Maßnahmen wie Sexualassistenz oder Bordellbesuche werden vereinzelt in Anspruch genommen, verschlingen jedoch leicht das Taschengeld eines ganzen Monats.

ELTERNSCHAFT Das Recht auf Elternschaft (Art. 23 UN-BRK) löst insbesondere bei nahen Bezugspersonen große Irritationen, Ängste und Kontroversen aus. Eltern einer Person mit einer SIE haben oftmals große Bedenken, als Großeltern erneut hauptverantwortlich für die Versorgung und Erziehung eines Kindes zuständig zu sein. Kritische Stimmen wägen zudem das Grundrecht auf Elternschaft gegen mögliche Risiken für das Kindeswohl ab. Auch wenn das Recht auf begleitete Elternschaft und Elternassistenz die Erziehungskompetenzen von Müttern und Vätern mit Beeinträchtigung stärken soll: Der Mangel an diesbezüglichen Angeboten führt in der Praxis regelmäßig dazu, dass den betreffenden Eltern das Sorgerecht entzogen und das Kind in eine Pflegeeinrichtung oder -familie übermittelt wird. Letztlich wird der Kinderwunsch von Paaren im Fall einer SIE nicht selten mit Nachdruck oder Zwang von außen zu unterdrücken versucht.

Erfahrungsberichte zum Übergang in das Rentenalter machen deutlich, dass Bedürfnisse nach sinnvoller Beschäftigung, Tagesstruktur und Sozialkontakten auch nach Beendigung der Erwerbstätigkeit bedeutsam bleiben. Unterstützend und klärend sind Bildungs- und Beratungsangebote, mit denen das Thema »Krankheit, Tod und Sterben« in verständlicher Sprache aufgerollt wird und hinreichend Zeit zur Verfügung steht, um gemeinsam persönliche Wünsche zum Lebensende zu reflektieren. Der Selbstvertreter Andreas Stebner betont: »Ich möchte mein Leben und was mit mir passiert selbst bestimmen.

Immer! Ich möchte gefragt werden und ich möchte entscheiden. Auch meine medizinische Behandlung, was die Ärzte tun sollen und was die Ärzte auch nicht tun sollen. Deshalb haben wir eine Patientenverfügung gemacht und alles aufgeschrieben. Dazu brauche ich Assistenz.« > Lebensqualität, Seiten 125 f.

Die Unterstützung von Autonomie und Selbstbestimmung erfordert von privaten wie beruflichen Bezugspersonen Zutrauen und das aktive Gestalten dementsprechender Erfahrungsräume. Dies umfasst auch die wohlwollende Akzeptanz und die Unterstützung bei Fehlentscheidungen.

Entwicklungsaufgaben: ein Mehr an Hürden

Mit Entwicklungsaufgaben sind sämtliche biologischen und psychosozialen Anforderungen gemeint, die erwartungsgemäß alle Individuen eines Kulturkreises innerhalb bestimmter Lebensphasen durchlaufen. Beim Vorliegen einer intellektuellen Beeinträchtigung setzen manche Entwicklungsschritte erst viel später ein, bleiben eingeschränkt oder erfolgen nur mit deutlich erhöhtem Aufwand und einem Mehr an Unterstützung (Došen 2018), so zum Beispiel das erste Wort, der erste Schultag oder die erste Liebe. Es kann sein, dass Entwicklungsaufgaben, die in unserer Gesellschaft noch immer geradezu normativ gelten, gänzlich unerfüllt bleiben – das kann der Schulabschluss sein, der Führerschein, der eigene Haushalt, die Eheschließung oder die Familiengründung.

Die Wahrnehmung, dass manche Entwicklungsschritte im Vergleich zu Gleichaltrigen ohne Behinderung nicht wie gewünscht realisierbar sind, kann je nach emotionalem Entwicklungsstand starke Gefühle von Frustration, Neid, Trauer oder Wut hervorrufen und das Selbstkonzept empfindlich stören. Für Personen mit einer SIE und deren Bezugspersonen besteht daher eine wichtige Aufgabe darin, sich mit kulturellen Erwartungen und Ansprüchen kritisch auseinanderzusetzen. Das bedeutet im Einzelfall auch, sich von bestimmten Lebenszielen verabschieden und Grenzen des Machbaren akzeptieren zu müssen. Damit verbunden ist die Aufgabe, angemessene individuelle Vorstellungen von einem erfüllten Leben zu entwickeln und aktiv zu verfolgen.

Doch auch wenn Entwicklungsschritte attraktiv und machbar erscheinen: Jeder Übergang verlangt vom Individuum – und dessen sozialem Umfeld – Anpassungsleistungen. Wissen und Kompetenzen müssen angeeignet, bisherige Einstellungen überdacht, neuartige Erkenntnisse integriert werden. Es gilt, sich von bisherigen Routinen und Gewohnheiten zu verabschieden, Ängste zu überwinden und mit einem Mehr an Aufwand neue Wege zu beschreiten. Personen mit einer SIE sind aufgrund reduzierter adaptiver Kompetenzen in besonderer Weise gefährdet, Veränderungen aus Sorge vor Unwägbarkeiten oder aufgrund eines anhaltenden Überforderungserlebens nicht anzustoßen oder Zeiten des Umbruchs aufgrund mangelnder Ressourcen nicht schadlos durchzustehen. Private wie berufliche Bezugspersonen sollten ein besonderes Augenmerk auf eine achtsame und kleinschrittige Gestaltung und Begleitung von Entwicklungsschritten legen. Wünsche nach Veränderungen der Lebenssituation sollten beachtet und fachlich unterstützt werden.

Diskrepanzen zwischen biologischem Alter und kognitivem bzw. emotionalem Entwicklungsstand sind bei Personen mit einer SIE erwartbar. Keinesfalls darf vom biologischen Alter auf anstehende oder erfolgte, alterstypische Entwicklungsaufgaben geschlossen werden.

Kritische Lebensereignisse: zusätzliche Stolpersteine

Kritische Lebensereignisse umfassen mehr oder minder unvorhersehbare, unter Umständen lebensbedrohliche Geschehnisse, die die bestehende Lebenssituation erschüttern und Betroffenen ein Mehr an Strategien zur Auseinandersetzung und Bewältigung abverlangen. Lebenskrisen sind mit enormem Stress verbunden und erhöhen das Risiko für körperliche und psychische Erkrankungen. Im Zusammenhang mit der Erfahrung existenzieller Bedrohungen und Kontrollverluste machen kritische Lebensereignisse das Auftreten einer Posttraumatischen Belastungsstörung wahrscheinlicher.

Jeder menschliche Lebenslauf beinhaltet neben erwartbaren Entwicklungsaufgaben auch einschneidende, richtungslenkende negative Erfahrungen. Das kann der plötzliche Verlust eines geliebten Menschen, die unerwartete Kündigung der Wohnung oder die Auseinandersetzung mit einer chronischen Erkrankung sein. Auch schwerwiegende Diagnosen wie die einer intellektuellen Beeinträchtigung zählen dazu. In diesem Fall ist das Risiko für das Auftreten weiterer Krisen noch einmal deutlich erhöht. So können unter Umständen schon im Kindesalter wiederholte Klinikaufenthalte nötig sein, sehen sich manche Kinder und Jugendliche schon lange vor Erreichen der Volljährigkeit gezwungen, aus dem gewohnten familiären Umfeld in ein institutionelles Setting zu wechseln, erfahren Personen jeglichen Alters Ablehnung und Ausgrenzung, sei es durch Kündigung des Kitaplatzes, durch Mobbing in der Schule oder durch Ausschluss von Freizeitaktivitäten. Trotz vielfältiger Antidiskriminierungskampagnen gehören Erfahrungen von Abwertung, Missachtung und sozialem Ausschluss für Personen mit einer SIE nach wie vor zum Lebensalltag.

Wiederholte Beziehungsabbrüche stellen ein weiteres Belastungsthema dar. Es kann sein, dass die leiblichen Eltern mit der

Erziehung auf Dauer selbst bei verfügbaren Hilfen derart überfordert sind, dass sich das zuständige Jugendamt mit Blick auf das Kindeswohl gezwungen sieht, eine Fremdunterbringung anzuordnen. Oder die Beziehung der Eltern zerbricht (an den Belastungen) und macht eine Auseinandersetzung mit den Folgen der elterlichen Trennung notwendig. In Wohneinrichtungen kann in vergleichbarer Weise der Personalmangel in Verbindung mit Personalüberlastungen dazu führen, dass vertraute Bezugspersonen längerfristig erkranken oder kündigen. Generell verhindert die hohe Personalfluktuation in vielen Einrichtungen stabile, zeitlich überdauernde Bindungen zu Bezugspersonen.

MISSHANDLUNGSERFAHRUNGEN Nicht unerwähnt bleiben darf die Tatsache, dass Personen mit einer SIE ein erhöhtes Risiko aufweisen, Opfer von Missbrauch, Misshandlung oder Vernachlässigung zu werden. Während Vorkommnisse im häuslichen Milieu eher durch die mediale Aufbereitung von Einzelfällen an die Oberfläche gelangen, belegt eine bundesweite Studie strukturelle und personelle Gewalterfahrungen in Einrichtungen der Behindertenhilfe (BMAS 2024). Das Anwenden verbaler, psychischer, sexualisierter oder körperlicher Gewalt stellt eine Menschenrechtsverletzung dar, deren Erleben in vielen Fällen nachhaltig traumatisierend wirkt. In der Retrospektive und bei eingeschränkter Datenlage kann oft nur gemutmaßt werden, welche krisenhaften Erfahrungen eine Person mit einer SIE in ihrem bisherigen Leben gemacht hat und inwieweit diese überdauernd handlungswirksam werden. Hinweise auf Gewalterfahrungen sind stets ernst zu nehmen. > . Missbrauch, Seiten 71 f., 126 ff.

Die Stärken und Erfolge in der Auseinandersetzung mit den erlebten Einschränkungen und Belastungen sind ebenso zu würdigen wie das erfahrene Leid.

Konsequenzen für die Praxis

Die Darlegung charakteristischer Entwicklungsaufgaben samt möglicher, mit einer Behinderung assoziierter Hürden darf nicht darüber hinwegtäuschen, dass Menschen mit einer SIE eine Entwicklungsstörung aufweisen. Das bedeutet, dass sich das biologische Alter mehr oder weniger von dem kognitiven und ebenso von dem emotionalen Entwicklungsalter unterscheidet. Die Einschätzung, wie viel Unterstützung, Nähe und Engagement für einen anstehenden Entwicklungsschritt angemessen sind, hängt dabei nicht vom biologischen Alter ab, sondern vom Stand der kognitiven sowie sozioemotionalen Entwicklung. Die vom biologischen Alter abweichenden Entwicklungsbedürfnisse erfordern eine individuelle Betrachtung und Beachtung.

Die Einblicke in die Lebenswelten von Menschen mit einer SIE sensibilisieren für die mannigfaltigen Herausforderungen und Nöte, mit denen sich Betreffende im Laufe ihres Lebens konfrontiert sehen. Professionelle Begleitung und Beratung basieren auf einer einfühlsamen Beziehungsgestaltung, in der diese lebensgeschichtlichen Erfahrungen und Prägungen Beachtung finden. Das Explorieren persönlicher Belastungs- und Stressfaktoren in Vergangenheit und Gegenwart unterstützt das individuelle Fallverständnis. Zur Überwindung einer psychischen Krise tragen das Entschlüsseln und das Aktivieren sowohl persönlicher als auch familiärer Stärken, Ressourcen und Widerstandskräfte in besonderer Weise bei.

Psychiatrische Krisen sollten nicht ausschließlich störungsspezifisch analysiert und behandelt, sondern unter Berücksichtigung der individuellen biografischen Entwicklung kontextualisiert und verstanden werden.

Klinisch relevante Krankheitsbilder

Nach Angaben der Weltgesundheitsorganisation (WHO) erkranken Menschen mit SIE drei- bis viermal häufiger an psychischen Störungen als die Allgemeinbevölkerung. Eine aktuelle Metaanalyse beschreibt eine Verdopplung der Prävalenzen (rund 34 Prozent) gegenüber der Allgemeinbevölkerung (etwa 17 Prozent). Populationsbasierte Studien zeigen eine Punktprävalenz für psychische Störungen von gut 20 Prozent, wobei insbesondere affektive Störungen, psychotische Störungen und Angststörungen auftreten.

Die neun in diesem Kapitel vorgestellten Störungsbilder wurden aufgrund ihrer besonderen klinischen Relevanz und Häufigkeit bei Menschen mit einer SIE ausgewählt. Sie umfassen sowohl neuromentale Entwicklungsstörungen (ADHS, Autismus-Spektrum-Störungen), klassische psychische Störungen (Depression, Angststörungen, PTBS, Schizophrenien, Zwangsstörungen) und Abhängigkeitserkrankungen als auch altersbedingte Erkrankungen wie Demenzen. Diese Bandbreite spiegelt die komplexe psychiatrische Morbidität bei Menschen mit einer SIE wider und deckt die häufigsten und versorgungsrelevantesten Störungsbilder ab.

DIAGNOSTIK Die Darstellung der gängigsten psychiatrischen Diagnosen bei SIE basiert auf der aktuellen Klassifikation der Weltgesundheitsorganisation, der ICD-11. Die ICD-11 wird voraussichtlich 2027 in Kraft treten und bringt für Menschen mit einer SIE mehrere wegweisende Neuerungen mit sich, die die klinische Praxis nachhaltig verändern. Die bedeutsamste Neuerung ist die klare Differenzierung zwischen neuromentalen Entwicklungsstörungen und psychischen Störungen. In der ICD-11 wird die Störung der Intelligenzentwicklung (6A00) unter den neuromentalen Entwicklungsstörungen klassifiziert, gemeinsam mit anderen Entwicklungsstörungen wie Autismus-Spektrum-Störungen oder ADHS. Diese nosologische Trennung ermöglicht eine präzisere diagnostische Zuordnung und verhindert konzeptionelle Vermischungen.

Störungen der Intelligenzentwicklung sind charakterisiert durch deutlich unterdurchschnittliche intellektuelle Leistungen und Schwierigkeiten im adaptiven Verhalten, die während einer frühen Phase der kindlichen Hirnreifung entstehen. Psychische Störungen hingegen werden nach spezifischen diagnostischen Kriterien klassifiziert und können unabhängig vom Vorliegen einer SIE auftreten – ein Grundprinzip, das besagt: Intellektuelle Entwicklung und psychische Gesundheit sind eigenständige Phänomene.

Diese konzeptionelle Klarstellung hat praktische Konsequenzen für die Diagnostik: Sie reduziert das Risiko des »diagnostic overshadowing« – der fälschlichen Interpretation psychischer Symptome als Teil der Behinderung – und ermöglicht eine differenziertere Betrachtung von Komorbiditäten.

Die ICD-11 führt zudem spezifischere Kodierungsmöglichkeiten ein, beispielsweise die Differenzierung zwischen Zwangsstörungen mit und ohne Einsichtsfähigkeit oder die Unterscheidung zwischen einfacher und komplexer PTBS. Diese Verfeinerungen ermöglichen eine präzisere Beschreibung der klinischen Phänomene bei Menschen mit einer SIE und unterstützen individualisierte Behandlungsansätze.

Abhängigkeitserkrankungen

Der Konsum psychoaktiver Substanzen wie Alkohol, Nikotin, Energydrinks oder Cannabis kann eine breite Palette psychischer Störungen verursachen. Meistens ruft der erstmalige Konsum dieser Substanzen angenehme oder attraktive psychoaktive Effekte hervor, die bei wiederholter Einnahme als belohnend und verstärkend empfunden werden. Bei weiterem Gebrauch besteht jedoch bei vielen dieser Substanzen die Gefahr, dass sich eine Abhängigkeit entwickelt.

Die ICD-11 differenziert zwischen schädlichem Gebrauch und Abhängigkeit. Während *schädlicher Gebrauch* die psychische oder körperliche Gesundheit der Betroffenen oder anderer gefährdet, ist die *Abhängigkeit* gekennzeichnet durch Kontrollverlust, eine wachsende Priorisierung des Alkoholkonsums gegenüber anderen Lebensbereichen sowie die Fortsetzung des Konsums trotz bereits eingetretener Schäden oder negativer Konsequenzen.

SUCHTGEDÄCHTNIS Das Suchtgedächtnis beschreibt die dauerhafte Erinnerung an Erfahrungen mit Drogen oder anderen Suchtmitteln. Besonders wichtig ist der Botenstoff Dopamin, der beim Konsum im mesolimbischen Belohnungssystem freigesetzt wird und ein starkes Belohnungsgefühl auslöst. Dadurch lernt das Gehirn, dass die Substanz etwas Positives bewirkt. Über Konditionierungsprozesse – also das Verknüpfen von bestimmten Reizen wie Orten, Menschen oder Stimmungen mit dem Konsum – entsteht eine feste neuronale Verbindung: Wird man erneut mit denselben oder vergleichbaren Reizen konfrontiert, kann die Situation ein starkes Konsumverlangen (»Craving«) auslösen.

Im Gehirn kommt es zu Veränderungen an den Synapsen, den Verbindungsstellen zwischen Nervenzellen. Diese Veränderungen sorgen dafür, dass das Verlangen nach der Substanz leichter ausgelöst wird und das Verhalten sich zunehmend auf den Konsum ausrichtet. Gleichzeitig werden jene Bereiche des Gehirns geschwächt, die für Selbstkontrolle und vernunftorientiertes Handeln zuständig sind. Weil das Suchtgedächtnis sehr stabil bleibt, ist ein »Rückfall« auch nach längerer Abstinenz möglich.

DIAGNOSTISCHE KRITERIEN Bei einer Substanzabhängigkeit ist die Verhaltenskontrolle im Umgang mit einer Substanz wie Alkohol gestört. Charakteristisch ist ein ausgeprägtes Verlangen nach Alkohol, das mit verminderter Kontrolle über Menge und Häufigkeit des

Konsums einhergeht. Der Alkoholgebrauch erhält zunehmend Vorrang vor anderen Aktivitäten und wird trotz körperlicher, psychischer oder sozialer Schäden fortgesetzt.

Begleitend besteht ein anhaltendes Bedürfnis nach Alkohol und eine stetige gedankliche Auseinandersetzung mit dem Konsum. Körperliche Anzeichen der Abhängigkeit umfassen unter anderem eine Toleranzentwicklung (also eine verringerte Wirkung bei gleicher Dosis), Entzugssymptome bei Konsumreduktion sowie die Einnahme von Alkohol oder ähnlich wirkenden Substanzen zur Vermeidung oder Linderung dieser Symptome. Des Weiteren besteht die Gefahr der Entwicklung eines Delirs, gekennzeichnet durch Verwirrtheitszustände, Halluzinationen und erhöhtes Krampfanfallrisiko. Die Diagnosekriterien erfordern in der Regel eine Symptomdauer von mindestens zwölf Monaten. Bei täglichem oder nahezu täglichem Gebrauch kann die Diagnose jedoch bereits nach drei Monaten gestellt werden.

Abhängigkeitserkrankungen von Menschen mit einer SIE stellen eine Herausforderung insofern dar, als Betroffene oft nicht in der Lage sind, den Zusammenhang zwischen ihrem Konsumverhalten und den daraus resultierenden Schäden zu erkennen. Es fällt ihnen zum Teil schwer, das eigene Verhalten und die (langfristigen) Konsequenzen realistisch einzuschätzen, darüber hinaus reduzieren Schwierigkeiten in der selbstreflexiven Handlungssteuerung die Impulskontrolle. Auch Betreuende haben häufig Schwierigkeiten, das Ausmaß des Konsums korrekt einzuschätzen. Eine detaillierte Suchtanamnese ist daher von großer Bedeutung, um den schädlichen Gebrauch zu erkennen. Eine weitere Herausforderung stellt die Kombination von Alkoholabhängigkeit und Fetaler Alkoholspektrumstörung (FASD) dar (verursacht durch den Alkoholkonsum der Mutter während der Schwangerschaft), die gegebenenfalls mit einer kognitiven Beeinträchtigung einhergehen kann.

Die Diagnostik umfasst mehrere Schritte, darunter neben einer körperlichen Untersuchung auch eine gründliche Anamnese und

Fremdanamnese: Welche Substanz wird verwendet? Wie oft und in welcher Menge? Treten körperliche Veränderungen auf? Gibt es Hinweise auf einen Kontrollverlust oder eine zunehmende Toleranz? In welchen Kontexten wird die Substanz konsumiert? Im Rahmen toxikologischer Untersuchungen dienen Labormarker dazu, den Konsum unter anderem anhand veränderter Blut- und Urinwerte zu überprüfen. Ziel der Diagnostik ist es, nicht nur das Problem zu identifizieren, das heißt, diejenigen Faktoren auszumachen, die den problematischen Konsum begünstigen, etwa sozialer Druck, psychische Erkrankungen oder Einsamkeit. Auch die individuellen Stärken und Ressourcen der Person sind als protektive Faktoren zu berücksichtigen, zum Beispiel sozialer Rückhalt oder persönliche Motivation.

THERAPEUTISCHE ANSÄTZE Die Behandlung erfordert im Allgemeinen einen multidisziplinären und multimodalen Ansatz, da nicht nur die physischen, sondern gleichermaßen die psychischen und sozialen Komponenten der Sucht berücksichtigt werden müssen (AWMF-Leitlinie 2020). Angesichts der hohen Prävalenz somatischer und psychiatrischer Komorbiditäten ist es wichtig, Strategien zu entwickeln, die auf eine ganzheitliche Genesung abzielen.

Die *Entgiftung* ist der erste Schritt und folgt den üblichen Behandlungsrichtlinien. Wichtig ist eine angemessene Aufklärung darüber, dass der Entzug der Beginn und nicht das Ende einer Suchtbehandlung ist. Eine Auseinandersetzung mit den Chancen und Risiken der Substanzreduzierung im Rahmen der *Entwöhnung* ist eine zentrale Aufgabe der Suchthilfe. Zusammenhänge zwischen dem Substanzkonsum und Problemen oder Belastungen im sozialen Umfeld sollten expliziert werden. In der psychotherapeutischen Behandlung sollten persönliche Bewältigungsmechanismen gefördert und die Resilienz im Umgang mit dem Suchtverhalten sowie weiteren konsumbezogenen Risikofaktoren gestärkt werden. Hierbei steht die Unterstützung einer Veränderungsmotivation durch eine Gesprächsführung im Vordergrund, die nicht nur den persönlichen Wunsch, sondern auch konkrete Umsetzungsschritte und den Umgang mit konkurrierenden Bedürfnissen (»Versuchungen«) zum Thema macht.

Eine gute Zusammenarbeit zwischen dem persönlichen und unterstützenden Umfeld, Psychotherapie und Medizin ist bedeutsam, um die Betroffenen bestmöglich auf ihrem Weg aus der Abhängigkeit zu unterstützen. Ein niederländisches Manual zur Behandlung von Menschen mit einer SIE und komorbider Suchterkrankung wurde an die Bedürfnisse und kognitiven Fähigkeiten der Zielgruppe angepasst und sieht eine enge Einbindung von einer Bezugsperson in die verhaltenstherapeutisch orientierte psychotherapeutische Behandlung vor, die Übersetzung und Publikation des Manuals ins Deutsche soll im Jahr 2026 abgeschlossen sein. Abhängigkeitserkrankungen stellen nicht nur ein medizinisches Problem dar, sondern haben auch tiefgreifende Auswirkungen auf alle Lebensbereiche der Betroffenen bzw. werden durch das psychosoziale Umfeld moduliert – ein Aspekt, der in Prävention und Behandlung gleichermaßen berücksichtigt werden sollte.

BEISPIEL

Tom Thaler ist 28 Jahre alt und lebt in einer betreuten Wohneinrichtung für Menschen mit besonderen sozialen und psychischen Herausforderungen. Er wurde mit einer Fetalen Alkoholspektrumstörung (FASD) geboren. Tom hat eine Lernbehinderung und ist seit dem frühen Erwachsenenalter alkoholabhängig. Sein Leben ist geprägt von impulsivem Verhalten, Schwierigkeiten im sozialen Umgang und wiederholtem Kontakt mit dem Strafrechtssystem.

Seine Anamnese zeigt typische FASD-Merkmale: schmaler Oberlippenrand, flache Nasenbrücke, kleiner Kopf. Er hat Probleme mit abstraktem Denken und Planung. Einfache Tätigkeiten wie das Zubereiten von Mahlzeiten gelingen, aber komplexe Aufgaben überfordern ihn. Seine Lernbehinderung äußert sich

besonders in schwacher Lesefähigkeit und Gedächtnisleistung – Termine und Anweisungen werden oft vergessen.
Bereits als Jugendlicher begann Herr Thaler Alkohol zu konsumieren, um Unsicherheiten zu überwinden, was später in eine starke Abhängigkeit mündete. Der tägliche Alkoholgebrauch beeinträchtigt seine Gesundheit und verstärkt aggressives Verhalten, insbesondere in alkoholisierten Zuständen. Er war mehrfach in körperliche und rechtliche Konflikte verwickelt. Einmal wurde Tom wegen Ladendiebstahls festgenommen, wobei er aggressiv auf den Ladenbesitzer reagierte. Nach der Festnahme wurde ein Sozialtraining angeordnet, um Konfliktfähigkeit zu fördern.
Herr Thalers Alltag ist geprägt von Rückschlägen, aber auch kleinen Fortschritten: Er erhält Unterstützung durch das Betreuungspersonal und besucht eine Tagesstrukturgruppe, in der er einfache handwerkliche Tätigkeiten ausführt – was ihm mittlerweile etwas Routine und Sinn gibt. Die Betreuung bleibt herausfordernd, da Alkoholabhängigkeit und Impulsivität Therapieerfolge erschweren. Die Wohneinrichtung bietet ihm feste Strukturen und klare Regeln; zusätzlich erhält er Suchtberatung und Psychotherapie. Ziel ist die Entwicklung alternativer Bewältigungsstrategien und eine Stärkung psychosozialer Ressourcen.
Tom Thalers Beziehung zu seiner Familie ist belastet, insbesondere zur Mutter, die nur wenig Kontakt hält. Trotz aller Schwierigkeiten gibt es Momente, in denen Entwicklung sichtbar wird. Auch Toms Wunsch nach einem »normalen Leben« kann als wirkmächtiger Entwicklungsmotor betrachtet werden. Pädagogische und therapeutische Maßnahmen helfen, Schritt für Schritt seine Lebensqualität zu verbessern und aus der Abhängigkeit herauszufinden. Die Begleitung bleibt ein Balanceakt zwischen Unterstützung und klaren Grenzen.

Durch eine Abhängigkeitserkrankung werden jene Bereiche des Gehirns geschwächt, die für die Handlungsplanung und Impulskontrolle zuständig sind. Weil das Suchtgedächtnis sehr stabil bleibt, ist ein »Rückfall« auch nach längerer Abstinenz möglich. Helfende sollten eine Zustimmung für eingrenzendes Verhalten im Sinne einer wohlwollenden Unterstützung im Genesungsprozess einholen.

Aufmerksamkeitsdefizit- und Hyperaktivitätsstörung

Die Aufmerksamkeitsdefizit- und Hyperaktivitätsstörung (ADHS) ist eine häufig diagnostizierte Störung im Bereich der neuromentalen Entwicklungsstörungen. Dabei unterscheidet die Klassifikation zwischen drei Haupttypen: dem vorwiegend unaufmerksamen Typ, dem vorwiegend hyperaktiv-impulsiven Typ und der kombinierten Verlaufsform.

ADHS ist mehr als nur »Zappeligkeit« oder »Unaufmerksamkeit«. Laut ICD-11 handelt es sich um ein anhaltendes Muster von Unaufmerksamkeit und/oder Hyperaktivität-Impulsivität, das mindestens sechs Monate besteht und sich negativ auf schulische, berufliche oder soziale Leistungen auswirkt. Die Symptome treten meist schon in der frühen Kindheit auf, oft vor dem zwölften Lebensjahr, auch wenn einige Betroffene erst später auffällig werden. Entscheidend ist, dass die Ausprägung der Symptome außerhalb der für das Alter und die intellektuelle Leistungsfähigkeit erwartbaren Schwankungsbreite liegt.

Unaufmerksamkeit zeigt sich beispielsweise durch Schwierigkeiten, die Konzentration auf Aufgaben zu halten, die keine sofortige Belohnung bieten. Ablenkbarkeit und Probleme bei der Organisation sind ebenfalls typisch. *Hyperaktivität* äußert sich in übermäßiger motorischer Aktivität und einer Unfähigkeit, sich still zu halten, besonders in Situationen, die Selbstkontrolle erfordern. *Impulsivität* beschreibt das spontane Handeln ohne vorheriges Nachdenken über mögliche Risiken oder Konsequenzen.

Die Häufigkeit von ADHS variiert stark je nach Diagnosekriterien und Stichprobe. Bei Menschen mit einer SIE scheint ADHS häufiger aufzutreten als in der Allgemeinbevölkerung. Während bei Kindern und Erwachsenen ohne SIE eine Prävalenz von ca. 3 bis 5 Prozent beobachtet wird, liegt diese bei Personen mit einer SIE zwischen 12 und 15 Prozent. Interessanterweise steigt die Prävalenz mit dem Grad der SIE und ist bei institutionalisierten Personen besonders hoch. Einige genetische Syndrome sind eng mit einer ADHS verknüpft. So zeigen Menschen mit Downsyndrom, Fragilem-X-Syndrom oder Williams-Beuren-Syndrom deutlich häufiger ADHS-Symptome. Auch Fetale Alkoholspektrumstörungen oder das 22q11.2-Syndrom weisen eine hohe Assoziation auf (Sappok & Sobanski 2024).

ENTSTEHUNG Die Ursachen von ADHS sind vielfältig und umfassen sowohl genetische als auch umweltbedingte (exogene) Faktoren. Über 90 Prozent der ADHS-Fälle bei Menschen mit einer SIE sind genetisch (mit-)bedingt. Zusätzlich können exogene Einflüsse wie Alkohol- oder Nikotinkonsum während der Schwangerschaft, Frühgeburtlichkeit oder auch frühkindliche Vernachlässigung das Risiko erhöhen. Der intensive Medienkonsum und die damit verbundenen kontinuierlichen Reizüberflutungen können ebenfalls zu Aufmerksamkeitsproblemen und einer Bewegungsunruhe beitragen, insbesondere bei Personen mit bereits erhöhter Vulnerabilität für ADHS. Studien zeigten strukturelle Unterschiede im Gehirn von Betroffenen, wie ein vermindertes Volumen der grauen Substanz und Veränderungen im präfrontalen Kortex sowie den Basalganglien (AWMF-S3-Leitlinien ADHS 2017).

DIAGNOSTISCHE KRITERIEN Aufgrund fehlender standardisierter Testverfahren für Menschen mit einer SIE wird die Diagnose oftmals allein aufgrund klinischer Indizien gestellt. Eine ausführliche

Anamnese sowie Informationen aus verschiedenen Lebensbereichen – etwa Schule oder Familie – sind entscheidend, um situationsübergreifende Symptome zu identifizieren. Wichtig ist die Abgrenzung von anderen Störungen wie Autismus-Spektrum-Störungen oder emotionalen Entwicklungsverzögerungen, die ähnliche Symptome zeigen können.

THERAPEUTISCHE ANSÄTZE In der Behandlung der ADHS werden psychosoziale und medikamentöse Maßnahmen kombiniert. Psychoedukation für Betroffene und ihre Bezugspersonen spielt eine zentrale Rolle. Bei leichtgradigen Formen stehen psychosoziale Methoden im Vordergrund. Auch eine ausgewogene und vollwertige Ernährung sowie regelmäßige Bewegung bzw. sportliche Betätigung sind hilfreich. Bei schwergradiger Ausprägung ist zusätzlich eine medikamentöse Therapie erforderlich. Methylphenidat ist das Mittel der ersten Wahl bei Kindern und Jugendlichen – auch bei Personen mit einer SIE (Übersicht siehe Sappok & Sobanski 2024). Alternativen wie Atomoxetin oder Guanfacin können ebenfalls eingesetzt werden, insbesondere bei Komorbiditäten.

ADHS ist eine komplexe neuromentale Entwicklungsstörung mit vielen Facetten – besonders bei Menschen mit einer SIE. Die Herausforderungen liegen nicht nur in der Diagnostik, sondern auch in der individuellen Anpassung von Therapieansätzen. Fortschritte in Forschung und Behandlung bieten jedoch Hoffnung auf eine bessere Unterstützung für Betroffene und ihre Familien.

BEISPIEL

Alex Auer ist 17 Jahre alt und besucht eine Berufsschule. Er ist freundlich und offen, hat jedoch Schwierigkeiten, sich zu konzentrieren und Aufgaben zu erledigen. Schon in der Grundschule zeigte Alex Unruhe, Ablenkbarkeit und Probleme mit Regeln. Die Diagnostik ergab ADHS und eine leichtgradige SIE. In der Berufsschule fällt es Alex schwer, dem Unterricht zu folgen und

Aufgaben termingerecht abzuschließen. Er vergisst oft seinen Haustürschlüssel oder Unterrichtsmaterialien und Termine; seine Unaufmerksamkeit führt zu Fehlern und schwächt sein Selbstvertrauen. Überforderung lässt ihn Aufgaben vermeiden, bei denen er sich unsicher fühlt. Soziale Kontakte leiden darunter, da er manchmal impulsiv und unbedacht reagiert.
Zur Unterstützung erhält Alex einen individuellen Förderplan mit zusätzlicher Erklärung im Unterricht, strukturierter Arbeitsumgebung und klar gegliederten Aufgaben. Regelmäßiges Feedback hilft ihm, Fortschritte zu erkennen. Ein soziales Kompetenztraining verbessert den Umgang mit anderen und mit Konflikten. Auch seine Eltern werden einbezogen und erhalten Informationen über ADHS sowie hilfreiche Strategien. Alex bekommt nach ärztlicher Absprache Methylphenidat, um Konzentration und Impulsivität zu verbessern; die Behandlung wird eng begleitet. Dank pädagogischer Förderung, Therapie und medikamentöser Unterstützung kann Alex seine schulischen Leistungen verbessern, gewinnt an Selbstvertrauen und Lebensqualität.

Menschen mit SIE und ADHS profitieren davon, wenn Aufgaben in kleine, überschaubare Schritte unterteilt und für jeden Schritt eine feste Routine und eine visuelle Orientierungshilfe, etwa mit Symbolkarten, Checklisten oder klaren Tagesplänen, etabliert wird. Regelmäßige Pausen und strukturierte Rückmeldungen helfen dabei, die Aufmerksamkeit besser zu halten und Erfolgserlebnisse zu schaffen.

Angststörungen

Angst stellt eine angeborene Emotion dar, die Menschen vor Gefahren schützt und damit überlebenswichtig ist. Bei Angststörungen hingegen tritt Angst auf, ohne dass eine reale Gefahr besteht, sodass die gezeigten Ängste als irrational oder überzogen erscheinen. Angststörungen imponieren häufig gemeinsam mit anderen psychischen Erkrankungen, sie umfassen verhaltensbezogene (etwa Vermeidungsverhalten), emotionale (Angst), kognitive (etwa Sorgen) und auch körperliche Symptome (Herzrasen, Schweißausbrüche etc.).

Die Prävalenz von Angststörungen bei SIE ist hoch, wobei Frauen häufiger betroffen sind als Männer. Schätzungen zufolge leiden etwa 6 Prozent der Personen mit einer leichtgradigen SIE an einer Angststörung und rund 2 Prozent der Personen mit einer ausgeprägteren SIE. Spezifische Phobien treten besonders häufig im Kindes- und Jugendalter auf. Personen mit einem Fragilen-X-Syndrom und einem Williams-Beuren-Syndrom sind besonders anfällig für Angststörungen.

Angststörungen zählen auch bei Menschen mit einer SIE zu den häufigsten psychischen Erkrankungen und können in vielfältigen Formen auftreten. Sie beeinträchtigen das Leben der Betroffenen oft erheblich und gehen nicht selten mit weiteren psychischen oder körperlichen Beschwerden einher. Eine frühzeitige Diagnose und gezielte Behandlung sind entscheidend, um die Lebensqualität der Betroffenen nachhaltig zu verbessern. Moderne kognitiv-verhaltenstherapeutische Verfahren, mit denen Glaubenssätze analysiert sowie Akzeptanz und Achtsamkeit gefördert werden, bieten bei leicht- bis mittelgradiger SIE wirksame Unterstützung. Dennoch bleibt es wichtig, die individuellen Ausprägungen und Begleiterkrankungen zu berücksichtigen, um eine bestmögliche Versorgung zu gewährleisten.

FORMEN Zu den situativ gebundenen Angststörungen zählen *phobische Störungen*, bei denen spezifische Auslöser wie Tiere, Höhen oder bestimmte Situationen wie medizinische Eingriffe im Mittelpunkt stehen, sowie die *soziale Angststörung*, die sich durch eine ausgeprägte Angst vor sozialen Situationen auszeichnet. Bei der *generalisierten Angststörung* ist die Angst diffus und nicht auf bestimmte Objekte oder Situationen beschränkt. Bei der *Panikstörung* treten starke Angst und körperliche Symptome ohne erkennbaren Auslöser in verschiedenen Situationen auf. Die *Trennungsangst* ist gekennzeichnet durch eine ausgeprägte und übermäßige Furcht vor der Trennung von bestimmten Bezugspersonen wie Eltern, Assistenzpersonen und anderen. Der *Selektive Mutismus* ist durch eine durchgängige Selektivität des Sprechverhaltens gekennzeichnet, bei der die Person in bestimmten sozialen Situationen, typischerweise zu Hause, eine angemessene Sprachkompetenz zeigt, in anderen Situationen, typischerweise in der Öffentlichkeit, aber regelhaft nicht spricht.

DIAGNOSTISCHE KRITERIEN Die Symptome von Angststörungen sind vielfältig und reichen von motorischer Unruhe, Zittern und Anklammern bis hin zu vegetativen Beschwerden wie Herzrasen, Schwitzen und Mundtrockenheit. Die Betroffenen erleben oft eine anhaltende und schwer kontrollierbare Angst, die sie in ihrem Alltag stark einschränkt. Typisch für eine Angststörung ist ein zunehmendes Vermeidungsverhalten in Bezug auf diejenigen Kontexte, in denen Angst erlebt wird. Problematisch daran ist nicht nur die Chronifizierung des Vermeidungsverhaltens aufgrund der kurzfristig reduzierten Anspannung. Auch die soziale Teilhabe der Betroffenen wird im Verlauf oft massiv eingeschränkt. Im Einzelfall verschärfen Schamgefühle das Rückzugsverhalten und vergrößern das Unverständnis seitens des sozialen Umfelds.

Neben Eigen- und Fremdanamnese kommen strukturierte Verhaltensbeobachtungen zum Einsatz, mit denen detaillierte Hinweise auf Auslöser und Konsequenzen von angstbesetzten Verhaltensweisen erfasst werden. Standardisierte Instrumente wie die Glasgow Anxiety Scale ermöglichen darüber hinaus eine Einschätzung der Angstsymptome.

THERAPEUTISCHE ANSÄTZE In der Behandlung haben sich vor allem verhaltenstherapeutische Ansätze bewährt, bei denen auch die Konfrontation (Exposition) mit angstauslösenden Situationen im geschützten Rahmen geübt wird (AWMF-Leitlinie 2021). Es stehen erste Manuale mit für Menschen mit einer SIE adaptierten

Materialien zur Verfügung (Braun u. a. 2023). Der systemtherapeutische Ansatz würdigt die lebensdienlichen Aspekte der Angst und arbeitet persönliche und soziale Ressourcen heraus, um bestehende Ängste selbstwirksam zu bewältigen, statt von ihnen dominiert zu werden (White & Epston 2024). Ergänzend dazu können Entspannungsverfahren und, in bestimmten Fällen, medikamentöse Therapien mit Serotonin-Wiederaufnahmehemmern eingesetzt werden (AWMF-Leitlinie 2021). Wichtig ist zudem die Berücksichtigung möglicher Begleiterkrankungen wie Depressionen oder Abhängigkeitserkrankungen, da diese den Verlauf und die Behandlung einer Angststörung maßgeblich beeinflussen können.

BEISPIEL

Paul Peters, 51 Jahre, lebt ambulant betreut in einer kleinen Wohnung am Stadtrand. Sein strukturierter Alltag bietet ihm Sicherheit, da er eine mittelgradige SIE und Autismus-Spektrum-Störung hat. Allerdings schränkt ihn eine starke Hundephobie inzwischen so sehr ein, dass er kaum noch seine Wohnung verlässt. Ausgelöst wurde diese Angst, als ihn vor Monaten ein Cockerspaniel überraschend ansprang. Seither reicht schon das Bellen eines Hundes in der Nachbarschaft, um Panik bei ihm auszulösen.

Sein Bezugsbetreuer erkannte die Situation und organisierte eine Psychotherapie. Dort lernte Herr Peters, seine Angst zu hinterfragen und den Teufelskreis der Angst und damit die Reaktionen seines Körpers auf angstauslösende Reize zu verstehen. Mit Unterstützung gewöhnte er sich schrittweise durch das Anschauen von Hundebildern an die Auslöser seiner Angst. Zusätzlich lernte er Entspannungs- und Atemtechniken.

Später wagte er in Begleitung erste Spaziergänge im Park und beobachtete Hunde zunächst auf Abstand, dann aus der Nähe. Für seinen Mut wurde er gelobt und besuchte nach den Expositionsübungen einen Entspannungsraum. Nach einigen Wochen gelang es Herrn Peters erstmals, allein zu seinem Lieblingsrestaurant zu gehen. Auch beim Vorbeigehen an einem angeleinten Hund blieb er mit Atemtechniken ruhig, betrat erleichtert das Restaurant und genoss den Abend stolz an seinem Stammplatz.

Angststörungen treten bei einer SIE häufig auf, bei Frauen häufiger als bei Männern und bei leichteren Formen der SIE häufiger als bei ausgeprägteren Entwicklungsstörungen. Unbehandelt führen Angststörungen häufig zu ausgeprägtem Vermeidungsverhalten und in der Folge zu Einschränkungen der sozialen Teilhabe. In verhaltenstherapeutisch begleiteten Expositionsübungen können Angstreaktionen schrittweise abgebaut werden.

Autismus-Spektrum-Störungen

Autismus-Spektrum-Störungen (ASS) stellen ein komplexes Störungsbild dar, das in den letzten Jahren zunehmend in den Fokus der Forschung und des öffentlichen Interesses gerückt ist. Die Bezeichnung »Spektrum« betont, dass Autismus ganz *unterschiedliche Ausprägungen* haben kann. So kann eine ASS mit oder ohne Sprachbeeinträchtigung und gleichermaßen mit oder ohne kognitive Beeinträchtigung imponieren. Das übergreifende Charakteristikum sind Auffälligkeiten in der sozialen Interaktion sowie repetitive, stereotype Verhaltensmuster oder Interessen. Der Spektrum-Begriff löst die in der ICD-10 noch getrennten Diagnosen »frühkindlicher Autismus bzw. Kanner-Autismus«, »Asperger-Syndrom« bzw. »hochfunktionaler Autismus« oder »atypischer Autismus« ab.

ASS treten bei Menschen mit einer SIE deutlich häufiger auf als in der Allgemeinbevölkerung. Während in der Gesamtbevölkerung etwa 1 Prozent der Menschen betroffen ist, liegt die Häufigkeit bei Personen mit einer SIE zwischen 8 und 30 Prozent. Je ausgeprägter die SIE, desto höher die Wahrscheinlichkeit einer Autismus-Spektrum-Störung. Ein weiterer Aspekt ist die Geschlechterverteilung. Bei leichtgradiger SIE sind deutlich mehr Männer als Frauen von ASS betroffen. Mit zunehmendem Schweregrad der SIE gleicht sich dieses Ungleichgewicht jedoch aus. Diese Beobachtung wirft spannende Fragen zur Interaktion von Genetik, Hormonen und Hirnentwicklung auf.

Die Ursachen von ASS sind vielfältig und noch nicht vollständig verstanden. Das heutige biologische Modell von ASS geht von einem Zusammenspiel verschiedener Faktoren aus: genetische Veränderungen, aber auch Stoffwechselstörungen, Entzündungen, Verletzungen oder Sauerstoffmangel vor oder während der Geburt können zu Veränderungen in den neuronalen Netzwerken des »sozialen« Gehirns führen.

SYMPTOME Die Diagnose einer ASS ist anspruchsvoll, da sie auf der differenzierten Beobachtung von Verhaltensmustern beruht. In den diagnostischen Manualen wie der ICD-11 ist eine Reihe von Symptomen definiert, die typischerweise im frühen Kindesalter auftreten. Dazu gehören Besonderheiten in der Interaktion und Kommunikation. Ein klassisches Beispiel ist das fehlende Zurücklächeln, das schon im ersten Lebensjahr auffallen kann, oder ein ungewöhnlicher Blickkontakt, vermeidend oder starrend, was im Kontakt als unangenehm empfunden wird. Weitere charakteristische Merkmale sind Schwierigkeiten bei der gemeinsam geteilten Aufmerksamkeit und ein Mangel an sozioemotionaler Gegenseitigkeit (Reziprozität). In der Sprache können sich Besonderheiten wie Echolalie (das unmittelbare oder verzögerte Nachsprechen von Worten) oder eine roboterhafte, unmodulierte Sprechweise zeigen. Manche Menschen im Autismus-Spektrum sprechen auch von sich selbst in der dritten Person.

Neben diesen kommunikativen Aspekten fallen oft motorische Besonderheiten auf. Komplexe Körper-, Hand- und Fingerbewegungen, sogenannte Manierismen, sind häufig zu beobachten. Auch ritualisierte Verhaltensweisen und eine stereotype, oft zweckentfremdete

Beschäftigung mit Objekten gehören zum Erscheinungsbild. In manchen Fällen treten Selbstverletzungen auf, deren Ursachen vielfältig sein können und individuell untersucht werden müssen.

Auch sensorische Auffälligkeiten gehören zum Bild einer ASS. Viele haben besondere visuelle oder taktile Vorlieben, zeigen eine Überempfindlichkeit gegenüber bestimmten Sinnesreizen oder haben im Gegenteil ein reduziertes Schmerz- und Temperaturempfinden. Diese Besonderheiten in der Wahrnehmung können das Verhalten und die Interaktion mit der – belebten und unbelebten – Umwelt stark beeinflussen.

DIAGNOSTIK Die Diagnose von ASS, insbesondere im Erwachsenenalter, ist ein komplexer Prozess. Es gibt eine Vielzahl an Fragebogen und Beobachtungsverfahren, die in Kombination mit der Krankengeschichte und dem psychopathologischen Befund eine diagnostische Einschätzung ermöglichen. Der Fragebogen zur sozialen Kommunikation (FSK) beispielsweise wurde ursprünglich für Kinder und Jugendliche entwickelt, wird aber auch bei Erwachsenen eingesetzt. Für Erwachsene mit einer SIE gibt es angepasste Versionen wie den Social Communication Questionnaire for adults with intellectual disability (SCQ-AID), die eine bessere Spezifität aufweisen.

Weitere Instrumente sind die Autismus-Checkliste (ACL; Sappok u. a. 2015) und der Diagnostische Beobachtungsbogen für Autismus-Spektrum-Störungen (DiBAS-R; Sappok u. a. 2015); beide Verfahren wurden speziell für Erwachsene mit einer SIE entwickelt. Die Skala zur Erfassung von ASS bei sogenannter Minderbegabung (SEAS-M) basiert auf einem strukturierten Interview mit Betreuungspersonen und beurteilt autismustypische Verhaltensweisen im Alltag. Zur Diagnosesicherung werden oft das Diagnostische Interview für Autismus (ADI-R) und die Diagnostische Beobachtungsskala für Autistische Störungen (ADOS) eingesetzt. Diese Verfahren ermöglichen eine detaillierte Beurteilung der frühkindlichen Entwicklung und der aktuellen Verhaltensweisen in strukturierten Situationen.

Ein innovativer Ansatz ist die Musikbasierte Skala zur Autismusdiagnostik (MUSAD; Bergmann u. a. 2020). Hier werden autismustypische Verhaltensweisen in musikalischen Interaktionssituationen beobachtet. Diese Methode eignet sich besonders gut für Menschen, die nicht oder wenig sprechen, und kann auch bei Erwachsenen angewendet werden. Gegenwärtig wird zudem intensiv an neurobiologischen Marker geforscht, die für oder gegen eine Autismusdiagnose sprechen. Bisher werden diese Ergebnisse noch nicht in die klinische Praxis einbezogen.

ASS gehen oft mit anderen Erkrankungen einher. Häufige Komorbiditäten sind Epilepsien, Depressionen, Angststörungen und ADHS (Details siehe Sappok 2023). Auch Zwangs- und Tic-Störungen sowie bipolare Störungen treten vermehrt auf. Interessanterweise gibt es auch genetische Überschneidungen mit der Katatonie, die in der ICD-11 als eigenständiges Krankheitsbild definiert wird.

THERAPEUTISCHE ANSÄTZE Die ICD-11 versteht ASS als anhaltende neuromentale Entwicklungsstörung und grenzt sie damit von psychischen Störungen ab. Selbstvertreter*innen bestätigen das Erleben eines andersartigen »In-der-Welt-Seins«, verwehren sich aber gegen die Zuschreibung einer Störung oder Krankheit. Sie engagieren sich dafür, dass Autismus im Sinne von Neurodiversität anerkannt und nicht mit Pathologie gleichgesetzt wird. Das übergeordnete Ziel aller therapeutischen Bemühungen ist es, aus »kranken« Menschen mit Autismus »gesunde« Menschen mit Autismus zu machen. Dies bedeutet, dass die autistische Struktur bestehen bleibt, während begleitende psychische Störungen sowie psychosoziale Belastungen effektiv behandelt werden, um die Lebensqualität zu verbessern.

Die Behandlung von Menschen mit einer ASS erfordert einen ganzheitlichen Ansatz (Details siehe Sappok 2023). Strukturierte pädagogische und verhaltenstherapeutische Methoden haben sich bei Personen mit einer SIE als besonders wirksam erwiesen. Dabei ist es wichtig, die Familien und Bezugspersonen in den Therapieprozess einzubeziehen. Auch wenn die Kernsymptomatik des Autismus nicht medikamentös beeinflusst werden kann, können bei schweren Verhaltensstörungen gegebenenfalls Medikamente wie Risperidon oder Aripiprazol eingesetzt werden (AWMF 2021).

In Zukunft wird es darauf ankommen, die Diagnostik weiter zu verfeinern und durch neurobiologische Parameter zu ergänzen. Je früher die Diagnose gestellt wird, desto erfolgreicher sind Therapie- und Fördermaßnahmen. Gleichzeitig müssen wir an inklusiven Konzepten arbeiten, die es Menschen im Autismus-Spektrum ermöglichen, ihre Potenziale voll zu entfalten und gleichberechtigt an der Gesellschaft teilzuhaben. Letztlich geht es darum, die Vielfalt menschlicher Erfahrungen und Denkweisen als Bereicherung zu begreifen und eine Welt zu schaffen, in der jeder Mensch – ob mit oder ohne Autismus – seinen Platz finden kann.

BEISPIEL

Mattheo Moretti, 37 Jahre alt, mit schwergradiger SIE und ASS, lebt in einer betreuten Wohneinrichtung für Menschen mit intensivem Unterstützungsbedarf. Feste Routinen geben ihm Sicherheit, während Veränderungen Unruhe und aggressives Verhalten auslösen. Eine chronische Gastritis verursacht bei ihm häufig Bauchschmerzen und erschwert den Alltag zusätzlich.

Herr Moretti kommuniziert fast ausschließlich über Gesten und Laute, die für Außenstehende schwer verständlich sind. Bezugspersonen können seine Bedürfnisse inzwischen gut deuten. Bei Unwohlsein zieht er sich oft in sein Zimmer zurück und schlägt mit den Händen gegen den Kopf – ein Zeichen von Selbstverletzung, das vor allem bei Schmerzen oder ungewohnten Situationen auftritt.

Sein Tag beginnt um 7:30 Uhr mit Unterstützung beim Anziehen und Frühstück. Er bevorzugt Weißbrot mit Butter und Kaffee, obwohl festgestellt wurde, dass diese Ernährung seine Gastritis verschlechtert. Magenschonendere Alternativen lehnt er ab, was seine Gesundheit belastet. Nach dem Frühstück macht er täglich einen Spaziergang um das Wohngebäude. Fällt dieser aus, wird er unruhig, schreit oder wirft Gegenstände.

Feste Strukturen und klare Abläufe sind wichtig für ihn. An der Wand seines Zimmers helfen Bilder, die Tagesstruktur sichtbar zu machen und Ängste zu verringern. Die medikamentöse Behandlung der Gastritis durch Protonenpumpenhemmer lindert die Beschwerden, doch Bauchschmerzen sind weiter ein Problem und verschärfen sein herausforderndes Verhalten, das sich bis zu aggressiven Handlungen gegen sich selbst oder andere ausweiten kann.

Trotz der Schwierigkeiten zeigt Herr Moretti auch positive Momente: Er liebt klassische Klaviermusik, die ihn beruhigt, und bewegt sich rhythmisch im Takt. Das Streicheln eines Therapiehundes fördert sein Wohlbefinden. Die Betreuenden der Wohneinrichtung tragen hohe Verantwortung, um nicht nur seine körperlichen Beschwerden zu behandeln, sondern auch seine emotionale Stabilität zu fördern. Unerwartete Veränderungen bleiben eine Herausforderung, doch jeder Tag bietet die Chance, seine Lebensqualität durch Berücksichtigung seiner emotionalen Grundbedürfnisse zu verbessern.

Für Menschen mit einer ASS und SIE sind feste Abläufe und Rituale besonders wichtig, da sie aufgrund der Vorhersehbarkeit Sicherheit bieten und Stress reduzieren. Veränderungen und spontane Planänderungen sollten vermieden oder rechtzeitig angekündigt werden. Visuelle Hilfsmittel wie Tagespläne mit Bildern oder Symbolen ermöglichen eine klare Orientierung. Die Kommunikation sollte direkt, das heißt ohne metaphorische Redewendungen, Mehrdeutigkeiten oder Ironie gestaltet werden. Rückzugsmöglichkeiten sind wichtig, besonders bei (sensorischer) Überforderung.

Demenzen

Die Lebenserwartung von Menschen mit einer SIE hat in den letzten Jahrzehnten deutlich zugenommen. Mit dieser erfreulichen Entwicklung steigt jedoch auch das Risiko für altersbedingte Erkrankungen wie Demenzen. Studien zeigen, dass Demenzerkrankungen bei dieser Personengruppe zwei- bis dreimal häufiger auftreten als in der Allgemeinbevölkerung. Besonders betroffen sind Personen mit Downsyndrom, da die genetischen Besonderheiten einer Trisomie 21 eine Schlüsselrolle bei der Entstehung der Alzheimer-Demenz spielen. Während die Lebenserwartung von Menschen mit Downsyndrom in den letzten Jahrzehnten gestiegen ist, entwickelt etwa die Hälfte von ihnen bis zum sechzigsten Lebensjahr, häufig auch schon früher, eine Demenz.

DEFINITION Die Weltgesundheitsorganisation definiert Demenz als ein Syndrom, das durch einen fortschreitenden Verlust kognitiver Fähigkeiten gekennzeichnet ist und verschiedene Bereiche wie Gedächtnis, Orientierung, Aufmerksamkeit, Sprache und visuell-räumliche Fähigkeiten betrifft. Im Vergleich zur Allgemeinbevölkerung weicht das Bild einer Demenz bei Menschen mit einer SIE ab. Bei dieser Zielgruppe, insbesondere in Verbindung mit einem Downsyndrom, äußert sich eine demenzielle Erkrankung häufig durch einen frühen Verlust alltäglicher Fähigkeiten sowie durch Verhaltensauffälligkeiten wie Angstzustände, aggressive oder stereotype Verhaltensweisen. Dies impliziert die Wichtigkeit differenzialdiagnostischer Überlegungen bei der sukzessiven Veränderung des affektiven Zustandes.

DIAGNOSTIK Die Diagnosestellung erfordert eine gründliche klinische Untersuchung, um andere mögliche und gegebenenfalls reversible Ursachen für die kognitiven Veränderungen auszuschließen. Dazu gehören beispielsweise Schilddrüsenunterfunktion, Flüssigkeits- oder Vitaminmangel oder Hirntumore. Auch schwergradige depressive Episoden können mit demenzähnlichen Symptomen einhergehen.

Neben einer umfassenden Anamnese sowie einer systematischen Verhaltensbeobachtung kommen bildgebende Verfahren wie eine Craniale Computertomografie (CCT) bzw. Magnetresonanztomografie (cMRT) sowie Bluttests und Elektroenzephalografie (EEG) zum Einsatz. Ergänzend können neuropsychologische Tests durchgeführt werden, um die diagnostische Sicherheit zu erhöhen. Für Menschen mit einer SIE stehen speziell entwickelte Instrumente wie der »Demenztest für Menschen mit Intelligenzminderung« (DTIM) zur Verfügung, um Demenzsymptome durch eine neuropsychologische Testung und eine Fremdanamnese gezielt zu erfassen (Müller & Kuske 2020). Hierbei wird eine Person über längere Abstände mehrfach getestet, um ihre Leistungen mit dem jeweiligen individuellen Ausgangswert (Baseline) zu vergleichen. Es wird empfohlen, ab dem fünfzigsten Lebensjahr regelmäßige Screenings durchzuführen, um frühzeitig störungsspezifische Maßnahmen zur Behandlung und Pflege einzuleiten. Dafür eignet sich zum Beispiel die »Checkliste zur Erfassung von demenziellen Entwicklungen bei Menschen mit Intelligenzminderung« (CEDIM; Schanze 2012).

Ein wichtiger Aspekt bei der Betreuung von Menschen mit einer SIE ist die Unterscheidung zwischen Demenz und anderen Begleiterkrankungen. Diese Personengruppe weist oft komplexe gesundheitliche Profile auf, darunter ein erhöhtes Risiko für sensorische Beeinträchtigungen, chronische Schmerzen und psychische Störungen wie Depressionen oder Angstzustände. Auch eine zunehmende Sturzneigung wird beobachtet. Epileptische Anfälle sind ebenfalls häufig und können sowohl Ursache als auch Folge einer Demenzerkrankung sein. Eine sorgfältige Abklärung dieser Begleiterkrankungen ist entscheidend, um Fehldiagnosen zu vermeiden und eine optimale Versorgung sicherzustellen.

THERAPEUTISCHE ANSÄTZE Die Behandlung von Demenzen bei Menschen mit einer SIE gestaltet sich aufgrund der begrenzten Datenlage herausfordernd. Medikamente wie Acetylcholinesterase-

Hemmer (etwa Donepezil, Galantamin, Rivastigmin) oder NMDA-Rezeptor-Antagonisten (Memantin etc.) werden zwar eingesetzt, ihre Wirksamkeit ist jedoch bei dieser Zielgruppe nicht ausreichend untersucht. Studien deuten darauf hin, dass diese Medikamente bei Menschen mit einer SIE nur begrenzt wirksam sind und Nebenwirkungen vermehrt auftreten können. Daher ist eine individuelle Anpassung der Therapie entscheidend.

Neben der medikamentösen Behandlung spielen auch nichtmedikamentöse Ansätze eine wichtige Rolle (AWMF-Leitlinie Demenz, 2025). Psychosoziale Interventionen und die Unterstützung durch Angehörige oder Pflegekräfte können entscheidend dazu beitragen, die Lebensqualität zu sichern, indem persönliche Vorlieben und Interessen so weit wie möglich aufrechterhalten sowie individuelle Routinen und Rituale beibehalten werden. Diesbezüglich ist Biografiearbeit von Bedeutung.

Besonders herausfordernd ist der Umgang mit aggressivem Verhalten oder Depressionen. Hierbei sollten alternative Ansätze wie Musiktherapie oder Entspannungsverfahren in Betracht gezogen werden, bevor Medikamente eingesetzt werden. Eine validierende Grundhaltung zeigt sich darin, dass die Äußerungen einer demenzerkrankten Person vor allem im Hinblick auf ein zum Ausdruck gebrachtes Bedürfnis bewertet werden, nicht nach deren Wahrheitsgehalt. Korrigierende oder konfrontierende Rückmeldungen sollten zugunsten empathischer, haltgebender Beziehungsangebote zurückgestellt werden.

Die Betreuung von Menschen mit einer Demenz erfordert eine interdisziplinäre Zusammenarbeit sowie individuell angepasste Maßnahmen. Medizinische Versorgung, psychosoziale Unterstützung und eine auf die besonderen Bedürfnisse abgestimmte Begleitung und Pflege spielen dabei eine zentrale Rolle. Ziel ist es, die individuelle Lebensqualität der Betroffenen so lange wie möglich zu erhalten und ihre Teilhabe am gesellschaftlichen Leben zu unterstützen.

BEISPIEL

Anna Altmann ist 55 Jahre alt und lebt in einer Wohngruppe für Menschen mit SIE. Früher war sie fröhlich, kontaktfreudig und hat gerne an Gruppenaktivitäten teilgenommen. Seit einem Jahr hat sich ihr Zustand verändert: Sie vergisst zunehmend Dinge, wiederholt oft Fragen und wirkt manchmal desorientiert.

Nachts schläft Frau Altmann schlecht, ist unruhig und wandert manchmal verwirrt umher. Tagsüber ist sie häufig müde und weniger aktiv. Ihre Betreuenden beobachten mehr Ängstlichkeit und Reizbarkeit; Anna zieht sich oft zurück und wirkt traurig.

Eine neurologische Untersuchung bestätigt den Verdacht auf eine Demenz im Rahmen des Downsyndroms. Schlafstörungen werden als Begleitsymptom der Demenz gedeutet, Labor- und bildgebende Diagnostik werden durchgeführt und eine Depression wird ausgeschlossen.

Das pädagogische Personal wählt einen multimodalen Ansatz mit einfachen Aufgaben, vertrauten Aktivitäten und strukturierter Tagesplanung. Am Abend wird eine ruhige Atmosphäre geschaffen; Anna erhält ihren geliebten Kräutertee und Entspannungstechniken werden eingesetzt.

Bei andauernden Schlafproblemen wird die Möglichkeit einer niedrig dosierten Melatoningabe besprochen. Bewegung im Freien und soziale Kontakte werden gefördert. Die Bezugspersonen erhalten Schulungen zur bestmöglichen Unterstützung von Anna Altmann.

Bei Demenzen ist eine validierende Grundhaltung besonders wichtig. Äußerungen einer demenzerkrankten Person sollten vor allem im Hinblick auf das zum Ausdruck gebrachte Bedürfnis verstanden werden. Empathische und haltgebende Beziehungsangebote sollten Vorrang vor korrigierenden oder konfrontierenden Rückmeldungen haben.

Depressionen

Depressionen gehören zu den häufigsten psychischen Erkrankungen weltweit und werden daher auch als Volkskrankheit bezeichnet. Laut Angaben der WHO waren im Jahr 2018 rund 264 Millionen Menschen betroffen – eine Zahl, die stetig wächst. Auffällig ist, dass Frauen häufiger erkranken als Männer. Menschen mit einer SIE sind mindestens genauso häufig von Depressionen betroffen wie die Allgemeinbevölkerung (Mazza u. a. 2020). Punktprävalenzstudien weisen darauf hin, dass etwa 7–11 Prozent der Menschen mit einer SIE an Depressionen leiden – unabhängig vom Schweregrad ihrer kognitiven Beeinträchtigung. Einige genetische Syndrome, wie das Prader-Willi-Syndrom, die Phenylketonurie oder das Downsyndrom, sowie Fetale Alkoholspektrumstörungen sind besonders häufig mit Depressionen verknüpft.

SYMPTOME Die Kernsymptome einer Depression sind laut ICD-11 gedrückte Stimmung, Freudlosigkeit und verminderter Antrieb. Hinzu kommen ein reduziertes Selbstwertgefühl, unangemessene Schuldgefühle und in manchen Fällen Suizidgedanken. Viele Betroffene leiden außerdem unter Konzentrationsstörungen, Schlaf- und Appetitproblemen sowie einem Verlust der Libido. Bei Menschen mit einer SIE zeigt sich die Erkrankung oft noch anders: So kann die depressive Stimmung auch in Form von Reizbarkeit, selbstverletzendem Verhalten und aggressiven Ausbrüchen zum Ausdruck kommen oder mit einem Verlust der Selbstfürsorgefähigkeiten und der Selbstständigkeit einhergehen. Schreien, Schlafstörungen und Essprobleme sind ebenfalls häufige Anzeichen. In schwerwiegenden Fällen kann eine katatone Symptomatik auftreten, die durch verminderte, gesteigerte oder abnorme psychomotorische Aktivität (von Bewegungsstürmen bis hin zu Muskelsteifheit) gekennzeichnet ist.

DIAGNOSTISCHE KRITERIEN Die Diagnose einer Depression erfordert zunächst den Ausschluss behandelbarer körperlicher Ursachen wie Schilddrüsenunterfunktion oder chronischer Infektionskrankheiten. Auch Nebenwirkungen von Medikamenten, zum Beispiel Betablocker, oder Substanzmissbrauch können depressive Symptome hervorrufen und müssen berücksichtigt werden. Für die psychologische Diagnostik bietet die für Menschen mit einer SIE adaptierte Glasgow-Depressionsskala eine Möglichkeit zur Evaluation und Verlaufskontrolle. Bei Anna Erretkamps und Kolleg*innen (2017) findet sich eine Checkliste für ein strukturiertes diagnostisches Interview. Interessanterweise werden kognitive und affektive Symptome einer Depression bei Personen mit einer leichtgradigen SIE häufiger in Selbstbeurteilungsbogen erfasst als in Fremdbeurteilungen durch Betreuungspersonen. Dies deutet auf die Gefahr hin, dass depressive Symptome wie Freudlosigkeit und Traurigkeit von Außenstehenden leicht übersehen werden.

THERAPEUTISCHE ANSÄTZE Die Therapie von Depressionen sollte stets individuell angepasst werden und kann sowohl medikamentöse als auch psychotherapeutische Maßnahmen umfassen (AWMF 2022). Antidepressiva wie Serotonin-Wiederaufnahmehemmer (SSRI) gelten aufgrund ihrer guten Verträglichkeit als Mittel der Wahl. Trizyklische Antidepressiva werden hingegen wegen ihrer anticholinergen Nebenwirkungen bei dieser Patientengruppe seltener eingesetzt.

Auch Menschen mit einer SIE profitieren von Psychotherapie, zusätzlich können psychosoziale und heilpädagogische Maßnahmen unterstützend wirken. Ein umfassender Behandlungsplan, der die Bezugspersonen einbezieht, ist entscheidend für eine erfolgreiche Therapie. Die Psychotherapie profitiert von einer Kombination und Adaption verschiedener etablierter Vorgehensweisen. Hierbei hat sich die Integration von Inhalten und Techniken aus kognitiv-verhaltenstherapeutischen Manualen für Erwachsene, Kinder und Jugendliche bewährt, es stehen erste adaptierte Therapietools für Menschen mit einer SIE zur Verfügung (Erretkamps u. a. 2017).

Eine ressourcen- und lösungsorientierte Vorgehensweise verhindert das Verharren in einer »Problemtrance«. Hierbei ist eine achtsame Balance in der Exploration von verloren geglaubter Zuversicht und erfahrenem Leid von zentraler Wichtigkeit, um die therapeutische Beziehung nicht durch einseitige Schönfärberei und krampfhafte Überzeugungsarbeit (»Ja, aber es gibt doch auch viel Schönes in Ihrem Leben …«) zu gefährden. Eine Besonderheit liegt in der Schwerpunktverlagerung: Je stärker die kognitiven und/oder emotionalen Einschränkungen der Person ausgeprägt sind, desto stärker rücken die Psychoedukation und die Umsetzung von Maßnahmen über die betreuenden Personen in den Fokus, und zwar unter Berücksichtigung des emotionalen Entwicklungsstandes (Sappok & Zepperitz 2019) und bindungsorientierter Aspekte (Sterkenburg 2013).

BEISPIEL

Leyla Lazkani, 35 Jahre, lebt seit fünf Jahren mit ihrem Mann und zwei Kindern in Deutschland. Sie stammt aus Syrien, hat eine leichtgradige SIE, rezidivierende depressive Episoden sowie eine beidseitige leichte Schwerhörigkeit. Aufgrund der Hörbeeinträchtigung und der begrenzten Deutschkenntnisse ist ihre Integration erschwert und sie fühlt sich oft sozial isoliert.

In depressiven Phasen leidet Frau Lazkani unter Antriebslosigkeit, Schlafstörungen und Schuldgefühlen gegenüber ihrer Familie. Sprachbarrieren, Diskriminierung und Hilflosigkeit verstärken die Symptome. Ihre kognitive Beeinträchtigung erschwert das Bewältigen komplexer Aufgaben; sie benötigt Unterstützung bei Behördengängen und Arztterminen.

Therapeutisch steht die Versorgung mit Hörhilfen im Vordergrund, um die Kommunikationsfähigkeit zu verbessern. Eine interkulturelle Psychotherapie, die ihre Lebenslage berücksichtigt, sowie konkrete Hilfen im Alltag und die Einbindung der Familie unterstützen Leyla Lazkani.

Dieses Fallbeispiel zeigt die komplexe Wechselwirkung zwischen Migration, psychischen Erkrankungen und körperlichen

Einschränkungen. Der therapeutische Weg führt oft über alltagspraktische Lösungen von Problemen zur psychischen Stabilisierung.

Depressive Symptome werden insbesondere bei nicht sprachfähigen Personen leicht übersehen. Es ist hilfreich, auf körperliche Begleiterscheinungen einer Depression zu achten, etwa Schlafstörungen, Appetitmangel oder Antriebslosigkeit. In der Behandlung sollten Erfahrungen von Leid und Zuversicht gleichermaßen bedacht werden.

Posttraumatische Belastungsstörungen

Menschen mit einer SIE sind einem besonders hohen Risiko ausgesetzt, an einer Posttraumatischen Belastungsstörung zu erkranken (PTBS, S3-Leitlinie 2025). Eine wesentliche Ursache dafür ist die erhöhte Anfälligkeit gegenüber potenziell traumatischen Erlebnissen. Gerade das Leben in Institutionen spielt hierbei eine bedeutende Rolle: Kinder und Jugendliche, die in Heimen oder Pflegefamilien aufwachsen, tragen ein bis zu siebenfach erhöhtes Risiko, misshandelt oder sexuell missbraucht zu werden. Auch Erwachsene mit einer SIE berichten häufig über Gewalterfahrungen – so gaben in einer Befragung von Nutzenden der ambulanten Eingliederungshilfe 87 Prozent an, Gewalt in der Familie erlebt zu haben, und 50 Prozent nannten explizit physische Gewalt im Erwachsenenalter. Besonders gravierend sind die Zahlen im Hinblick auf sexualisierte Gewalt: Laut einer umfassenden Studie des deutschen Bundesministeriums für Bildung, Familie, Senioren, Frauen und Jugend ist die Prävalenz bei Frauen mit Behinderung etwa zwei- bis dreimal so hoch wie bei Frauen ohne Behinderung.

VULNERABILITÄT Das Leben in institutionellen Wohnformen bringt zusätzliche Herausforderungen mit sich. Die Abhängigkeit von häufig überforderten Bezugspersonen, reduzierte Copingstrategien und eingeschränkte soziale Netzwerke erhöhen das Risiko für Traumafolgestörungen. Menschen mit einer Behinderung sind besonders vulnerabel für traumatische Erlebnisse, insbesondere wenn sie bereits in der Kindheit Gewalt oder Missbrauch erlebt haben.

Wiederholte und vielfältige Traumatisierungen tragen direkt dazu bei, dass die Rate Posttraumatischer Belastungsstörungen bei Menschen mit einer SIE deutlich über derjenigen der Allgemeinbevölkerung liegt. Schätzungen zufolge leiden rund 10 Prozent der Menschen mit einer SIE an einer PTBS, während die Prävalenz in der Allgemeinbevölkerung in Deutschland auf etwa 1,5 bis 2 Prozent geschätzt wird. Verschiedene Studien bestätigen zudem einen Zusammenhang zwischen einer erhöhten Traumatisierungsrate und der Entwicklung einer PTBS bei dieser Personengruppe.

Die Auswirkungen derartiger Erfahrungen sind gravierend. Menschen mit Behinderungen entwickeln nach Gewalterfahrungen häufiger psychische Erkrankungen wie Angststörungen oder eben eine PTBS. Besonders Menschen mit intellektuellen Einschränkungen zeigen nach traumatischen Erfahrungen vermehrt Symptome wie Angst, Reizbarkeit, Depressionen oder Schlafstörungen. Dennoch werden diese Folgeerkrankungen seltener als Hinweise auf eine PTBS identifiziert und angemessen behandelt als bei Menschen ohne Behinderung. Mögliche Erklärungen für eine fehlende Offenlegung sind unter anderem verminderte kommunikative Fähigkeiten, eingeschränkte Kompetenzen zur Erinnerung und Schilderung vergangener Ereignisse, ein überdauerndes Erleben von Abhängigkeit, nicht zuletzt auch eine beeinträchtigte Glaubwürdigkeit oder Bagatellisierung seitens des sozialen Umfelds.

SYMPTOME Kennzeichnend für die Entwicklung einer PTBS sind Symptome wie das Wiedererleben des Traumas (etwa durch sich aufdrängende Erinnerungen oder Albträume), Vermeidung von Erinnerungen an das Ereignis, ein anhaltendes Gefühl von Bedrohung, häufig verbunden mit erhöhter Schreckhaftigkeit. Bei Personen mit einer SIE manifestieren sich die Symptome oft atypisch, zum Beispiel in Form des »traumatischen Spiels«, bei dem traumatische Szenen nachgestellt bzw. in der Interaktion auf das Gegenüber übertragen werden, oder in Form von Wutanfällen oder selbstverletzendem Verhalten. Häufig sind auch Symptome vegetativer Übererregung (Ess- oder Schlafstörungen, Verdauungsstörungen, Einnässen oder Einkoten etc.).

In der ICD-11 wird die einfache PTBS (6B40) von der komplexen PTBS (6B41) unterschieden. Während es sich bei der einfachen PTBS um ein einmaliges, als traumatisierend erlebtes Ereignis (Monotrauma) handelt, entsteht die komplexe PTBS nach extrem belastenden, meist lang andauernden oder wiederholten Ereignissen wie Folter, Sklaverei, Völkermord, häusliche Gewalt, Missbrauch oder Misshandlung in der Kindheit (Entwicklungstraumatisierung). Zusätzlich zu den Kriterien einer einfachen PTBS zeichnet sich die komplexe PTBS durch starke Probleme mit der Emotionsregulation, eine negative Selbstwahrnehmung (Gefühle von Wertlosigkeit, Scham, Schuld) und Schwierigkeiten in der Beziehungsgestaltung (Nähe-Distanz-Regulation) aus. Die Symptome einer PTBS beeinträchtigen das Leben in Familie, Beruf und dem weiteren sozialen Umfeld nachhaltig.

DIAGNOSTIK Die Diagnose einer PTBS bei Menschen mit einer SIE stellt eine besondere Herausforderung dar, denn sprachliche Einschränkungen können die Kommunikation über traumatische Erfahrungen ebenso erschweren wie starke Scham- und Schuldgefühle – sei es vonseiten Betroffener oder Angehöriger. Atypische Symptome können die Erkennung zusätzlich behindern. Eine sorgfältige Anamnese in Verbindung mit einer achtsamen Gesprächsführung und die Berücksichtigung der individuellen Lebensgeschichte sind unerlässlich, um den Zusammenhang zwischen beobachteten Verhaltensweisen und potenziellen Traumatisierungen herzustellen. Denn: ohne Trauma keine Traumafolgestörung.

Standardisierte Untersuchungsinstrumente und strukturierte Skalen zur Erfassung von Traumafolgestörungen können den diagnostischen Prozess unterstützen. Spezielle Instrumente zur Erhebung der Traumabiografie wie der »Bangor Life Events Schedule for Intellectual Disabilities« (BLESID) wurden für Menschen mit einer SIE entwickelt. Bei ausreichender sprachlicher Kompetenz können validierte Instrumente wie die Impact of Events Scale – Intellectual Disabilities (IES-IDs), das International Trauma Questionnaire – Intellectual Disabilities (ITQ-ID) oder die Lancaster and Northgate Trauma Scale (LANTS) eingesetzt werden. Die Diagnose sollte im Rahmen einer multiprofessionellen Fallkonferenz gestellt werden.

THERAPEUTISCHE ANSÄTZE Vor Beginn einer traumafokussierten Therapie sollten, sofern eine massive emotionale Dysregulation mit Selbst- und Fremdgefährdung vorliegt, Techniken zur Selbstregulation und Stressbewältigung eingesetzt werden. Insbesondere bei einem niedrigen emotionalen Entwicklungsstand ist die interpersonelle Affektregulation durch nahe Bezugspersonen von zentraler Bedeutung (AWMF-Leitlinie 2025).

Traumafokussierte Methoden wie EMDR (Eye Movement Desensitization and Reprocessing) und kognitive Verhaltenstherapie können bei Menschen mit einer leicht- bis mittelgradigen SIE erwogen werden. Die narrative Rekonstruktion lebensgeschichtlicher Erfahrungen im Kontext einer systemischen Therapie zielt darauf ab, das erfahrene Leid aus einer Überlebenden- statt einer Opferperspektive zu betrachten und zu erzählen. Ein wesentliches Ziel besteht darin, das Unerträgliche aussprechbar zu machen und in den persönlichen Denk- und Handlungsraum zu integrieren. Ergänzend kann eine medikamentöse Behandlung mit Serotonin- oder Serotonin/Noradrenalin-Wiederaufnahmehemmern in Betracht gezogen werden. Der erhöhte Serotoninspiegel unterstützt die emotionale Regulationsfähigkeit, indem er die Aktivität in präfrontalen Hirnregionen verstärkt, die für die Initiierung und Aufrechterhaltung von Emotionsregulation zuständig sind. Dies führt zu einer Verringerung der negativen Affektivität und hat positive Auswirkungen auf belastende Erinnerungen und Flashbacks, Vermeidungsverhalten, Angststörungen und Schlafstörungen. Insbesondere Sertralin oder Venlafaxin können eingesetzt werden, Paroxetin ist bei Menschen mit einer SIE in Kombination mit einer Expositionstherapie aufgrund der begrenzten Datenlage bisher eingeschränkt zu empfehlen (AWMF-Leitlinie 2025).

Die Zahlen und Fakten machen deutlich: Menschen mit einer Behinderung sind nicht nur einem erhöhten Risiko für Gewalt und Traumatisierung ausgesetzt, sondern leiden auch häufiger und länger unter den Folgen. Es ist dringend notwendig, Warnsignale ernst zu nehmen, präventive Maßnahmen zu stärken und gezielte Unterstützungsangebote – auch für das soziale Umfeld – bereitzustellen. Dies umfasst ausdrücklich auch Aspekte struktureller Gewalt durch institutionelle Barrieren und Regelungen, die dem Menschenrecht auf Selbstbestimmung entgegenstehen. Nicht zuletzt umfasst der Ruf nach Gewaltschutz Bildungsangebote für Personen mit einer SIE, um über Formen von Gewalt aufzuklären und Betroffene zu befähigen, sich gegen grenzüberschreitendes Verhalten zu behaupten und bei erlebter Gewalt Hilfen in Anspruch zu nehmen. Nur so kann ihre psychische Gesundheit geschützt und ihre Lebensqualität nachhaltig verbessert werden.

BEISPIEL

Seher Sahin, eine 28 Jahre alte Frau mit Downsyndrom, lebt in einer Wohngruppe. Sie zeigt auffällig ängstliches Verhalten, zieht sich zurück und vermeidet den Kontakt zu bestimmten Betreuungskräften. Nachts hat sie Albträume und schreit. Ihre Verhaltensänderung fällt besonders auf, wenn ein bestimmter männlicher Betreuer Dienst hat. Zuvor war sie deutlich offener und zugänglicher.

Eine erfahrene Traumapädagogin führt ein Gespräch mit Frau Sahin und nutzt nonverbale Methoden, da ihre sprachlichen

Fähigkeiten eingeschränkt sind. Mithilfe von Bildern und Symbolen wird deutlich: Frau Sahin wurde durch den betreffenden Betreuer unangenehm berührt. Mithilfe der »Bangor Life Events Schedule for Intellectual Disabilities (BLESID)« werden weitere traumatische Erfahrungen erfasst. Die Diagnose einer PTBS wird gestellt, der Betreuer wird vom Dienst suspendiert. Frau Sahin erhält eine traumaspezifische Therapie (u. a. Stabilisierung, kreative Angebote, EMDR). Dank professioneller Unterstützung gelingt es ihr, ihre traumatischen Erfahrungen zu verarbeiten und wieder mehr Lebensfreude zu gewinnen. Sie lernt, Hilfe zu suchen und ihre Grenzen zu schützen.

Das Fallbeispiel zeigt, wie wichtig es ist, bei Menschen mit einer SIE genau hinzuschauen und auch subtile Anzeichen einer Traumatisierung ernst zu nehmen.

Menschen mit einer Behinderung sind einem erhöhten Risiko für Gewalterfahrungen und Traumatisierungen ausgesetzt und leiden auch häufiger und länger unter den Folgen. Gerade in institutionellen Wohnformen sollte Warnsignalen aufmerksam nachgegangen werden.

Schizophrenien

Menschen mit einer SIE tragen ein erhöhtes Risiko, an einer Schizophrenie zu erkranken, es übersteigt laut Studien das der Allgemeinbevölkerung um rund das Dreifache. Während die leichtgradige SIE mit rund 6 Prozent die höchste Prävalenz aufweist, scheint das Risiko mit dem Schweregrad der kognitiven Beeinträchtigung abzunehmen. Bei einigen genetischen Syndromen wie dem velocardiofacialen Syndrom (22q11.2) ist die Wahrscheinlichkeit besonders hoch.

Wenn die Wahrnehmung der Welt sich plötzlich in besonderer Weise verändert – Gedanken hörbar werden, Stimmen gehört werden, auch wenn die Person allein im Zimmer ist, oder plötzliche Verhaltensweisen ohne erkennbaren Anhalt zu beobachten sind, dann können das Anzeichen einer Schizophrenie sein. Dazu gehören des Weiteren zum Beispiel Wahnvorstellungen, halluzinatorische Stimmen, Erleben von Fremdbeeinflussung oder desorganisierte Denkmuster, während gleichzeitig das emotionale Erleben der Betroffenen zwischen läppischer Heiterkeit und Gereiztheit liegen kann. Negativsymptome wie emotionale Verflachung oder Antriebslosigkeit werden oft fälschlich als Teil der SIE missgedeutet. Dies kann die Diagnosestellung verzögern.

DIAGNOSTISCHE KRITERIEN Die Diagnosestellung ist herausfordernd: War das plötzliche Schlagen der Hände auf die Ohren ein Ausdruck von Schmerz – oder der Versuch, innere Stimmen zum Schweigen zu bringen? Ein Schlüsselfaktor für die korrekte diagnostische Einordnung ist neben den diagnostischen Kriterien das typische Manifestationsalter im frühen Erwachsenenalter. In der differenzialdiagnostischen Abklärung müssen zum Beispiel raptusartige Angstattacken im Rahmen einer Psychose gegen autistische Wahrnehmungsbesonderheiten oder posttraumatische Intrusionen abgewogen werden. Insbesondere bei Menschen mit einem emotionalen Referenzalter von 4 bis 7 Jahren sind besonders lebhafte Fantasien zu beobachten. Auch die für diesen Entwicklungsstand charakteristische Schwierigkeit, zwischen eigenen Gedanken und der realen Welt zu unterscheiden, kann als Teil einer Ich-Störung wirken.

THERAPEUTISCHE ANSÄTZE Die Behandlung erfolgt grundsätzlich nach denselben Prinzipien wie bei Menschen ohne Behinderungen, allerdings sollten Antipsychotika vorsichtig eindosiert werden, da Menschen mit einer SIE vermehrt Nebenwirkungen wie extrapyramidalmotorische Symptome, Obstipationen, Hypersalivation bis hin zum malignen neuroleptischen Syndrom entwickeln. In bestimmten Konstellationen wie der lebensbedrohlichen Katatonie oder der Unwirksamkeit oder Unverträglichkeit von Antipsychotika kann auch eine Elektrokrampftherapie eingesetzt werden. Ergänzend zur medikamentösen Behandlung sind die Einbeziehung und die Psychoedukation der Betroffenen und Angehörigen in Kombination mit maßgeschneiderten verhaltenstherapeutischen Ansätzen und einem Netzwerk aus Fachleuten wichtig für den Genesungsprozess.

Schizophrenien stellen bei Menschen mit einer SIE ein bedeutsames klinisches Problem dar, das eine sorgfältige differenzialdiagnostische Abklärung erfordert. Das dreifach erhöhte Erkrankungsrisiko gegenüber der Allgemeinbevölkerung unterstreicht die besondere Verletzlichkeit dieser Personengruppe, insbesondere bei leichtgradiger SIE und bei bestimmten genetischen Syndromen wie dem 22q11.2-Deletionssyndrom. Die Berücksichtigung des emotionalen Entwicklungsstands ist von zentraler Bedeutung, um zwischen entwicklungstypischen Phänomenen und pathologischen Symptomen zu unterscheiden. Das typische Manifestationsalter im frühen Erwachsenenalter kann als wichtiger diagnostischer Anhaltspunkt dienen, um dem »diagnostic overshadowing« (eine falsche diagnostische Zuschreibung) entgegenzuwirken.

Die gelungene Zusammenarbeit zwischen Psychiatrie, Neurologie, Psychologie, Pädagogik und dem sozialen Umfeld ermöglicht eine ganzheitliche Versorgung.

BEISPIEL

Marcus Meier, 24 Jahre alt, wird von seiner Mutter in die Notaufnahme gebracht. Seit drei Wochen wirkt er bizarr und verängstigt. Bekannt ist ein 22q11.2-Mikrodeletionssyndrom (DiGeorge-Syndrom) seit der Kindheit mit leichten kognitiven Einschränkungen und charakteristischen fazialen Zeichen.

Der Patient berichtet, dass Nachbarn ihn überwachten und durch die Wand zu ihm sprächen. Er hört zwei männliche

Stimmen, die kommentierend über ihn sprechen. Er berichtet, dass fremde Mächte seine Gedanken steuern würden. Der formale Gedankengang ist ungeordnet mit Danebenreden. Die Affektivität wirkt verflacht.
Unter der Verdachtsdiagnose einer paranoiden Schizophrenie wird Risperidon eindosiert. Kognitiv-behaviorale Techniken helfen dem Patienten, mit Wahnideen und Halluzinationen umzugehen. Realitätsorientierungstraining unterstützt die kognitiven Beeinträchtigungen, die durch das Grundsyndrom bedingt sind. Regelmäßige Bezugspflege und strukturierte Tagesgestaltung mit beruflichen Perspektiven fördern Stabilität und soziale Partizipation. Die Familie wird einbezogen – Psychoedukation und psychosoziale Unterstützung reduzieren Stigmatisierung und verbessern das Unterstützungssystem. Nach drei bis vier Wochen reduzieren sich das wahnhafte Erleben und das Stimmenhören. Nach zwei Monaten zeigt sich eine deutliche Besserung mit residualen Wahnideen. Eine Langzeitmedikation und engmaschige, ganzheitliche ambulante Betreuung sind notwendig.

Es kann herausfordernd sein, psychotisches Erleben von entwicklungstypischen Phänomenen abzugrenzen, die dem emotionalen Entwicklungsstand von vier bis sieben Jahren entsprechen. Menschen mit einer Schizophrenie profitieren von einem strukturierten Tagesablauf, klaren und einfachen Erklärungen sowie Routinen, die Sicherheit geben und Ängste verringern. Die Einbindung vertrauter Bezugspersonen und die Förderung kleiner Alltagserfolge stärken die emotionale Stabilität.

Zwangsstörungen

Zwangsstörungen sind im internationalen Klassifikationssystem ICD-11 unter den Kategorien 6B20–6B25 gelistet. Sie zeichnen sich durch das wiederholte Auftreten von *Zwangsgedanken* (Obsessionen) und/oder *Zwangshandlungen* (Kompulsionen) aus. Typisch sind aufdringliche, als störend erlebte Gedanken, Impulse oder Vorstellungen, die erhebliche Angst oder Unruhe auslösen und mit ritualisierten, sich wiederholenden Handlungen beantwortet werden. Ziel der zwanghaften Handlungen ist meist die kurzfristige Reduktion von Anspannung oder die Vermeidung befürchteter Ereignisse, wobei Betroffene die Unsinnigkeit oder Überzogenheit ihrer zwanghaften Gedanken oder Handlungen meist – zumindest teilweise – erkennen können (AWMF-S3-Leitlinie 2022).

SYMPTOME Bezüglich der Prävalenz bei Menschen mit einer SIE liegen Schätzungen bei rund 0,7 Prozent, wobei keine relevanten Unterschiede zwischen den Schweregraden der kognitiven Einschränkung bestehen. Frauen scheinen mit 1,1 Prozent etwas häufiger betroffen zu sein als Männer (0,4 Prozent).

Verschiedene genetische Syndrome weisen ein erhöhtes Risiko für die Entwicklung zwanghafter Symptome auf. Während beim Prader-Willi-Syndrom bis zu 45 Prozent der Betroffenen Symptome einer Zwangsstörung zeigen, inklusive Zwang zum Hautzupfen (35 Prozent), ist beim Downsyndrom neben klassischen Zwängen auch eine »obsessionale Langsamkeit« bekannt. Bei der zwanghaften Langsamkeit benötigen die Betroffenen Stunden für alltägliche Handlungen wie Baden, Anziehen und Essen, wobei die Langsamkeit das prominenteste Problem darstellt. Beim Rubinstein-Taybi-Syndrom zeigt sich neben affektiven Störungen eine erhöhte Prävalenz von Zwangsstörungen, besonders häufig bei der vollständigen Ausprägung des Syndroms.

DIAGNOSTIK Anders als die ICD-10 differenziert die ICD-11 explizit zwischen Patient*innen mit vorhandener (6B20.0) und fehlender Einsicht (6B20.1) in die Unsinnigkeit ihrer zwanghaften Verhaltensweisen oder Gedanken, was diagnostisch und therapeutisch eine wichtige Neuerung darstellt. Für die Diagnose einer Zwangsstörung müssen die Symptome mindestens zwei Wochen anhalten, einen erheblichen Leidensdruck verursachen und die alltägliche Funktionsfähigkeit beeinträchtigen.

Wiederkehrende, stereotype Verhaltensweisen können als zwanghaftes Verhalten auch mit MB23.4 kodiert werden, sofern kein vollständiges Zwangssyndrom vorliegt. Hierzu zählen spezifische Rituale, Wasch- und Kontrollhandlungen sowie mentale Zwangshandlungen. Des Weiteren grenzt die ICD-11 verwandte Störungsbilder wie das Horten (6B24) sowie körperbezogene kompulsive Störungen, zum Beispiel Trichotillomanie (Haare ausreißen), Dermatillomanie (Hautzupfen) oder Onychophagie (Nägelkauen) ab (6B25).

Die Diagnostik und die Differenzialdiagnose von Zwangsstörungen gestalten sich bei Personen mit einer SIE aufgrund spezieller Entwicklungs- und Kommunikationsbedingungen als herausfordernd. Klassische Kriterien wie die Fähigkeit, Gedanken als eigene zu erkennen, Widerstand gegen Zwangshandlungen aufzubringen und das subjektive Erleben von Unlust im Hinblick auf die Zwangshandlung sind häufig nur eingeschränkt oder gar nicht erfassbar – insbesondere bei fehlender sprachlicher Ausdrucksfähigkeit.

Während diese Merkmale in der ICD-10 eine zentrale Rolle spielten, werden sie in der ICD-11 weniger stark gewichtet, was die Diagnosestellung bei dieser Personengruppe erleichtert und pragmatisch handhabbar macht. Hilfreich ist hier zusätzlich die Beurteilung des emotionalen Entwicklungsstandes, da Zwangsstörungen bei einem niedrigen emotionalen Referenzalter (unter 6 Monaten) unwahrscheinlich sind. Stereotype, zwanghaft anmutende Verhaltensweisen (etwa Zerreißen von Kleidern oder Bettwäsche, Haareausreißen, Zupfen an der Haut) erfüllen dann oft nicht die Kriterien einer Zwangsstörung im engeren Sinne.

Die klinische Diagnostik umfasst eine sorgfältige Verhaltensbeobachtung mittels spezifischer Skalen wie der Yale-Brown Obsessive Compulsive Scale (Y-BOCS), die als semistrukturiertes Interview zur

Beurteilung des Schweregrades von Denk- und Handlungszwängen entwickelt wurde. Bei einer schwergradigen SIE sind jedoch Anpassungen notwendig.

Differenzialdiagnostisch ist es essenziell, stereotype Verhaltensmuster von echten Zwangssymptomen zu trennen und den emotionalen Entwicklungsstand zu berücksichtigen. Stereotype und repetitive Verhaltensweisen bei Autismus-Spektrum-Störungen (ASS) können Zwangshandlungen ähneln, erfüllen aber häufig nicht die Kriterien für einen Zwang, da der innere Widerstand und das Unlustempfinden beim Ausüben der Handlung fehlen. Dennoch können Zwangsstörungen komorbid zu ASS auftreten, mit einer geschätzten Prävalenz von etwa 5 Prozent. Auch bei Tic-Störungen, Tourette-Syndrom und ADHS findet sich eine erhöhte Komorbidität, die teilweise auf gemeinsame genetische Faktoren zurückzuführen ist.

THERAPEUTISCHE ANSÄTZE Therapieempfehlungen für Menschen mit einer SIE orientieren sich grundsätzlich an den allgemeinen Leitlinien. Gemäß der AWMF-S3-Leitlinie (2022) steht die verhaltenstherapeutische Behandlung im Vordergrund, gegebenenfalls ergänzt durch serotonerg wirksame Medikamente (Fluoxetin, Sertralin, Clomipramin etc.). Allerdings ist aufgrund spezifischer Nebenwirkungsrisiken gerade bei dieser Patientengruppe ein besonders sorgfältiges Monitoring geboten. So können bei Clomipramin teilweise schwerwiegende Nebenwirkungen auftreten, während Fluoxetin aggressive Verhaltensweisen verstärken kann. Die Behandlung sollte daher individuell angepasst und engmaschig überwacht werden.

Aus systemtherapeutischer Sicht kommt der Variabilität in der Ausübung von Zwangshandlungen und -gedanken eine Schlüsselrolle zu. Wenn es im Rahmen angeleiteter Übungen (ansatzweise) gelingt, eine zwanghafte Verhaltensweise eigenmächtig zu variieren, wird Selbstwirksamkeit als Schlüssel für wünschenswerte Veränderungen erfahrbar gemacht und als Ressource auf weitere Kontexte übertragen.

Die ICD-11 schafft mit ihren differenzierteren Diagnosekriterien – insbesondere hinsichtlich Einsichtsfähigkeit – und zusätzlichen Kodierungsmöglichkeiten im Vergleich zur ICD-10 bessere Voraussetzungen für die Erfassung und Behandlung von Zwangsstörungen bei Menschen mit einer SIE. Die neuen Kriterien erlauben bei dieser Personengruppe möglicherweise eine bessere Abbildung von Verhaltensstereotypien, zwanghaften Verhaltensweisen und Zwangsstörungen im engeren Sinne. Dennoch bleiben sorgfältige klinische Beurteilung, differenzialdiagnostisches Vorgehen und syndromspezifisches Wissen für eine angemessene Versorgung unverzichtbar.

BEISPIEL

Der 24-jährige Markus Michel lebt in einer betreuten Wohneinrichtung. Bereits im Säuglingsalter wurde bei ihm das Prader-Willi-Syndrom diagnostiziert mit Muskelhypotonie, Trinkschwierigkeiten und verzögerter Entwicklung. Seit seinem fünften Lebensjahr zeigen sich zwanghafte Verhaltensweisen wie das Ordnen und Arrangieren von Gegenständen sowie ritualisierte Abläufe beim Anziehen. Typisch sind das wiederholte Nachfragen zu Tagesabläufen und ausgeprägtes Hortungsverhalten. Hauptproblem stellt das zwanghafte Hautzupfen (Dermatillomanie) dar, das im Kindesalter begann und zu offenen Wunden und Infektionen führte. Das Verhalten verstärkt sich bei Änderungen der Tagesstruktur oder in belastenden Situationen; während und nach dem Hautzupfen wirkt Herr Michel entspannt und zeigt keinen Widerstand gegen seine Verhaltensweisen.

Die Diagnosestellung war durch die eingeschränkte verbale Ausdrucksfähigkeit erschwert. Nach ICD-11 wurden eine Zwangsstörung ohne Einsicht (6B20.1) und eine körperbezogene repetitive Verhaltensstörung (Dermatillomanie, 6B25.1) diagnostiziert. Die emotionale Entwicklungsdiagnostik ergab ein Referenzalter von etwa 8 bis 12 Jahren. Die Therapie ist multimodal und umfasst

Tagesstrukturierung, Ablenkungsstrategien, Belohnungssysteme, Entspannungstechniken und eine sorgfältig dosierte Sertralin-Medikation. Unter kombinierter Therapie reduzierten sich die Häufigkeit und Schwere des Hautzupfens, während ritualisierte Verhaltensweisen weniger rigide auftraten und die Gewichtszunahme unter Sertralin moderat war.

Ein strukturierter Tagesablauf mit festen Ritualen, mit einer klaren Begrenzung und Kontrolle zwanghafter und hortender Verhaltensweisen sowie das Erleben von Selbstwirksamkeit hinsichtlich der Variation von Gedanken- und Verhaltensmustern können im Alltag unterstützen. Entspannungstechniken und ein Belohnungssystem helfen, erwünschtes Verhalten zu verstärken. Eine sorgfältige Hautpflege (kurze Nägel!) sind bei Hautzupfen sinnvoll.

Störungsübergreifende Herausforderungen

Die Betrachtung der unterschiedlichen psychiatrisch relevanten Störungsbilder bei Menschen mit einer SIE verdeutlicht die Komplexität und Vielschichtigkeit dieser Personengruppe. Während die ICD-11 mit der Differenzierung zwischen neuromentalen Entwicklungsstörungen und psychischen Störungen neue Klarheit schafft, bleiben diagnostische und therapeutische Herausforderungen bestehen, die eine spezialisierte und individuell angepasste Herangehensweise erfordern.

DIAGNOSTIK Die Diagnostik psychiatrischer Störungen bei Menschen mit einer SIE gleicht häufig einem komplexen Puzzlespiel. Atypische Symptompräsentationen, das Phänomen des »underreporting« aufgrund kommunikativer Einschränkungen und das »diagnostic overshadowing« – bei dem Symptome fälschlicherweise der zugrunde liegenden Beeinträchtigung zugeschrieben werden –

erschweren eine präzise Diagnosestellung erheblich. Eingeschränkte soziale Fähigkeiten können zu ungewöhnlichen Symptompräsentationen führen. Hinzu kommen häufige Komorbiditäten und Multimorbidität, die das klinische Bild zusätzlich verkomplizieren.

Ein zentraler diagnostischer Grundsatz ist die Beurteilung der Symptomatik vor dem Hintergrund des kognitiven und emotionalen Entwicklungsstands. Dieser definiert die »individuelle Normalität« und ist entscheidend für die Interpretation von Verhaltensweisen und die differenzialdiagnostische Einordnung. Eine psychiatrische Diagnose sollte nur dann gestellt werden, wenn die beobachtete Symptomatik nicht ausreichend durch den individuellen Entwicklungsstand oder die SIE selbst erklärbar ist. Die Berücksichtigung des emotionalen Entwicklungsstands – etwa durch Instrumente wie die SEED-Skala – erweist sich als unverzichtbarer Baustein für eine differenzierte diagnostische Einschätzung. Nur so kann zwischen entwicklungstypischen Phänomenen und pathologischen Zuständen unterschieden werden. >Entwicklungsstand, Seiten 39 f., 96 f., 110 f.

MULTIMODALE THERAPIE Die Behandlung psychiatrischer Störungen erfordert auch bei Menschen mit einer SIE einen multimodalen Ansatz, der weit über die reine Medizin hinausgeht. Medizinische Interventionen müssen Hand in Hand mit (heil-)pädagogischen Maßnahmen, psychotherapeutischen und funktionellen bzw. Kreativ-Therapien sowie – als oft unterschätzter Baustein – therapeutischer Pflege zusammenwirken. Therapeutische Pflege beinhaltet die Beobachtung und Dokumentation von Verhaltensänderungen, die Berücksichtigung selbstbestimmter Teilhabemöglichkeiten, die Anleitung zu Selbstfürsorgeaktivitäten und die empathische, supportive Beziehungsgestaltung als therapeutisches Element im Genesungsprozess.

Besonders bedeutsam ist die enge Vernetzung der beteiligten Hilfesysteme. Das Konzept der inklusiven Medizin wird dabei zu einem Schlüsselelement erfolgreicher Versorgung: Hausärzt*innen, Fachärzt*innen, (Psycho-)Therapeut*innen, Pflegekräfte, Heilpädagog*innen und Sozialarbeiter*innen müssen ihre Expertise bündeln und koordiniert zusammenarbeiten. Gleichzeitig ist die Integration des sozialen Umfelds von entscheidender Bedeutung: Angehörige, Betreuende und Bezugspersonen fungieren nicht nur als wichtige Informationsquelle für die Diagnostik und Hilfe, sondern auch als zentrale Akteur*innen im Behandlungsprozess.

PSYCHOPHARMAKA Ein besonderes Augenmerk verdient die Psychopharmakotherapie bei Menschen mit einer SIE. Das Prinzip »start low, go slow« – niedrig anfangen und langsam steigern – trägt der erhöhten Vulnerabilität des Gehirns Rechnung. Menschen mit einer SIE weisen häufig eine höhere Sensitivität für Nebenwirkungen auf, gleichzeitig können sie diese oft nicht adäquat verbalisieren. Dies erfordert ein intensiviertes Monitoring durch geschultes Fachpersonal und die systematische Beobachtung durch Bezugspersonen.

Unerwünschte Arzneimittelwirkungen können schwerwiegende Folgen haben und müssen frühzeitig erkannt werden. Regelmäßige Kontrollen von Laborwerten, systematische Erfassung von Verhaltensänderungen und die kontinuierliche Nutzen-Risiko-Bewertung sind unerlässlich. Polypharmazie sollte vermieden und Off-Label-Verordnungen sollten kritisch hinterfragt werden. Die enge Zusammenarbeit zwischen verordnenden Ärzt*innen, Pflegepersonal und Betreuungspersonen ermöglicht eine sichere und effektive medikamentöse Behandlung. > Psychopharmaka, Seiten 145 f.

INDIVIDUELLE NORMALITÄT Die Zukunft der psychiatrischen Versorgung von Menschen mit einer SIE liegt in der konsequenten Berücksichtigung der »individuellen Normalität« jeder Person. Dies bedeutet, dass therapeutische Interventionen nicht nur an der Störung orientiert sein dürfen, sondern stets die Gesamtpersönlichkeit, die Lebensgeschichte, die Ressourcen und das soziale Umfeld einbeziehen müssen. Ziel ist es nicht, Menschen mit einer SIE im Sinn sozialer Ideale zu »normalisieren«, sondern ihnen zu ermöglichen, trotz ihrer Beeinträchtigungen ein möglichst selbstbestimmtes und erfülltes Leben zu führen und Teil der Gesellschaft zu sein. Die verschiedenen Störungsbilder zeigen deutlich: Menschen mit einer SIE sind keine homogene Gruppe. Jeder Mensch bringt individuelle Bedürfnisse, Stärken und Herausforderungen mit sich. Eine erfolgreiche psychiatrische Versorgung muss dieser Heterogenität gerecht werden und flexible, anpassbare Behandlungskonzepte entwickeln.

Letztendlich ist die psychische Gesundheit von Menschen mit einer SIE keine rein medizinische, sondern eine gesamtgesellschaftliche Aufgabe. Nur durch eine enge interdisziplinäre Zusammenarbeit und die konsequente Einbeziehung aller Beteiligten kann es gelingen, die Lebensqualität dieser oft vulnerablen Personengruppe nachhaltig zu verbessern und ihre Teilhabe an der Gesellschaft zu stärken.

Die Berücksichtigung der individuellen Normalität von Personen mit einer SIE erfordert Flexibilität, Empathie, Geduld und auch den Mut, ausgetretene Pfade zu verlassen, um kreative, personenspezifische Lösungen für eine Verbesserung der Lebensqualität zu entwickeln. Darin sollten alle Beteiligten einbezogen werden.

Verhaltensstörungen – wer ist oder wird gestört?

Verhaltensweisen von Menschen mit einer SIE können, je mehr sie von kulturell, institutionell oder familiär geprägten Normen und Erwartungen abweichen, sehr auffällig sein und auf das soziale Umfeld befremdlich oder störend wirken.

BEISPIEL

Gabi Roth, eine Frau mit schwergradiger SIE und ohne Verbalsprache, lebt in einer Intensivwohngruppe. Jedes Mal, wenn Besucher*innen nach vorherigem Klingeln die geschlossene Wohngruppe betreten, stürmt Frau Roth auf die Person zu, umklammert sie sekundenlang und stößt schrille Laute aus. Dabei scheint es keine Rolle zu spielen, wie vertraut ihr die Person ist.

Verhaltensweisen, die noch dazu gefährlich sind, weil Personen verletzt werden oder Dinge kaputtgehen (könnten), wirken auf Außenstehende bedrohlich und erfordern bei unzureichenden Kompetenzen zur Affektregulation ein zügiges Eingreifen.

BEISPIEL

Als Maria Schwarz, Patientin einer psychiatrischen Station für Menschen mit einer SIE, auf dem Weg in den Speiseraum ist, wird sie von einer Pflegekraft freundlich, aber bestimmt gestoppt mit der Erklärung, der Raum sei noch nicht bereit. Doch Frau Schwarz reagiert heftig: Mit lauter Stimme und wüsten Beschimpfungen stößt sie den Pfleger energisch zur Seite und droht ihm mit erhobener Faust. In der hitzigen Bewegung rempelt sie eine Mitpatientin an, die das Gleichgewicht verliert und zu Boden stürzt. Es braucht gutes Zureden, um beide Frauen wieder zu beruhigen.

Ist die körperliche und psychische Integrität der betreffenden Person auf Dauer nicht gewährleistet, wird in vielen Fällen eine Einweisung in die stationäre Psychiatrie erwogen – tatsächlich zählen Verhaltensstörungen bei Vorliegen einer SIE zu den häufigsten Aufnahmegründen. In gravierenden Fällen ziehen verhaltensbedingte Regelverstöße rechtliche Konsequenzen nach sich und machen unter Umständen eine forensische Begutachtung und Behandlung erforderlich.

BEISPIEL

Daniel Grauer, ein junger Bewohner mit mittelgradiger SIE, fällt in der Wohneinrichtung dadurch auf, dass er nachts ungebeten die Zimmer seiner Mitbewohner*innen betritt und deren Nachtruhe empfindlich stört. Dabei soll es in einzelnen Fällen zu körperlichen Übergriffen gekommen sein. Nachdem diverse Maßnahmen ohne erwünschte Wirkung bleiben und die Angehörigen einzelner Mitbewohner*innen Druck machen, erwägt die Hausleitung die Kündigung des Heimplatzes.

Manchmal gewinnt man in Team- und Fallgesprächen den Eindruck, jede zweite Person mit einer SIE zeige Verhaltensstörungen bzw. herausforderndes Verhalten. In der Tat kommt der Begriff »Verhaltensstörung« im laiensprachlichen Gebrauch häufig zum Einsatz, wenn über Verhalten gesprochen wird, das in irgendeiner Form auffällig, besorgniserregend oder anstrengend ist. Im fachlichen Diskurs wird der Begriff zurückhaltender eingesetzt und auf diejenigen Kontexte beschränkt, in denen aufgrund des Verhaltens gravierende Konsequenzen eingetreten oder zu befürchten sind. Ein Verhalten wird dann als störend bzw. herausfordernd bezeichnet, wenn es aufgrund seiner Intensität, Häufigkeit oder Dauer die Lebensqualität bzw.

die körperliche Integrität der Person oder anderer gefährdet und verstärkt mit restriktiven oder aversiven Reaktionen bzw. sozialem Ausschluss einhergeht.

In vielen Fällen zeigt sich herausforderndes Verhalten in Form von Selbstverletzungen sowie fremd- oder sachaggressiven Handlungen. Stark klammernde oder zwanghafte Muster können das Miteinander ebenfalls belasten. Auch auffälliges Sexualverhalten kann den Alltag und die Gestaltung von Beziehungen stark beeinträchtigen und Krankheitswert erreichen (Dorsch u.a. 2023). Neben derartigen *externalisierenden* Ausdrucksweisen können auch *internalisierende* Verhaltensmuster für das Umfeld herausfordernd sein – etwa in Gestalt massiver Verweigerung oder eines ausgeprägten Rückzugsverhaltens (Wehmeyer u.a. 2023). Die Prävalenzangaben für Verhaltensstörungen schwanken je nachdem, wie weit oder eng der Begriff gefasst wird. Eine jüngere Studie beziffert die Häufigkeitsrate mit 20–25 Prozent.

Die Krux mit den Bezeichnungen

Die psychiatrische Praxis orientiert sich in ihrer Terminologie am Klassifikationssystem der Weltgesundheitsorganisation. In der aktuellen ICD-11 (WHO 2022) wird der Begriff *Verhaltensstörung* gemeinsam mit psychischen Störungen sowie neuromentalen Entwicklungsstörungen in Kapitel 06 eingeordnet. Verhaltensstörungen werden demnach nicht mehr – wie noch in der ICD-10 – unter die Störungen der Intelligenzentwicklung subsumiert, sondern können als spezifische Verhaltensauffälligkeiten in unterschiedlichen diagnostischen Kontexten psychischer und entwicklungsbezogener Störungen auftreten, etwa:

- ICD-11 6B45: Störung der sozialen Bindung mit enthemmtem Verhalten

- ICD-11 6A06.1: Stereotype Bewegungsstörungen mit Selbstverletzung

Ist keine Zuordnung zu einem übergeordneten Störungsbild möglich, kann die spezifische Symptomatik im Kapitel 21 unter MB23 (»Symptome oder Zeichen mit Beteiligung des Erscheinungsbilds oder des Verhaltens«) kodiert werden. Dazu zählen unter anderem aggressives, antisoziales, vermeidendes, zwanghaftes, desorganisiertes sowie disruptives Verhalten.

In heil- und sonderpädagogischen Arbeitsfeldern wird der Begriff *Störung* kritisch betrachtet; er sei zu eng mit einer einseitig defizitorientierten und pathologisierenden Sichtweise assoziiert. Anstatt von *Verhaltensstörung* zu sprechen, bevorzugen viele Pädagog*innen Bezeichnungen wie *Verhaltensauffälligkeiten* oder *herausforderndes Verhalten*.

Disziplinübergreifend hat sich über die letzten Jahre im deutschsprachigen Fachdiskurs – in Analogie zum angloamerikanischen Sprachgebrauch – der Terminus *herausforderndes Verhalten* (»challenging behaviour«) etabliert. Betont werden soll damit die Herausforderung für das soziale Umfeld, das gezeigte Verhalten zu entschlüsseln und zu entscheiden, welche Anstrengungen zu unternehmen sind, um das zugrunde liegende Problem zu lösen.

Die Bezeichnung »herausforderndes Verhalten« ist eng mit der Frage verknüpft, in welcher Weise das soziale Umfeld durch ein gezeigtes Verhalten zu veränderten Wahrnehmungen, Haltungen und Handlungsmöglichkeiten herausgefordert wird.

Dennoch: In der Praxis wird die Bezeichnung als herausforderndes Verhalten gar nicht selten missverständlich als personenbezogene Zuschreibung im Sinne einer individuellen Problematik interpretiert (»Sie verhält sich herausfordernd« oder »Er ist herausfordernd«). Mitunter wird der Begriff auch unzulässig mit »provokativem«

Verhalten gleichgesetzt – ein assoziativer Kurzschluss, der aufgrund der unterstellten Absichtlichkeit die Beziehungsqualität empfindlich stören kann. Um die dargelegten Bedenken auszuräumen, sprechen manche Fachleute bevorzugt von *herausfordernden Situationen.*

SYSTEMISCHE PERSPEKTIVE Eine vertiefte Auseinandersetzung mit der Entstehung und Wirkweise von Begrifflichkeiten bietet der systemtherapeutische Ansatz. Die Systemtheorie sensibilisiert für die Erkenntnis, dass Wirklichkeit im sozialen Austausch erzeugt und durch die Art und Weise der Versprachlichung und des kommunikativen Austauschs verfestigt wird (von Schlippe & Schweitzer 2016). Zuschreibungen werden als sozial konstruierte Etiketten verstanden, die immer auch subjektive Wahrnehmungen und Bewertungen widerspiegeln. Sprache schafft Wirklichkeiten: Je nachdem, wie wir über ein gezeigtes Verhalten sprechen, verändert sich unser Denken und Handeln. Der Blick richtet sich daher auf das interaktionelle und kommunikative Geschehen, das mit einem gezeigten Verhalten verbunden ist. Diesem Verständnis folgend geht es um Verhalten, das (von einer Person bzw. einer Gruppe) *als herausfordernd bezeichnet* wird.

Noch dazu läuft nach systemischem Verständnis jede begriffliche Festschreibung von Symptomen Gefahr, der Auflösung von Problemen entgegenzuwirken. So wird das Herausarbeiten von Unterschieden innerhalb der systemischen Therapie strategisch zur Verflüssigung eingefahrener bzw. krank machender Denk- und Sprechmuster herangezogen. Unterschiedliche Wahrnehmungen und Bezeichnungen ein und desselben Verhaltens werden systematisch genutzt, um Denk- und Handlungsspielräume zu erweitern und auf diese Weise zu Problemlösungen zu gelangen. Systemische Therapeut*innen reflektieren beispielsweise: Wie verändert sich unser Zugang zu einer Person dadurch, dass wir deren Verhalten als herausfordernd, störend, verständlich, logisch, originell oder gar mutig bezeichnen? Wie unterschiedlich wirken verhaltensbezogene Bezeichnungen wie

»Katastrophe«, »Provokation«, »Zumutung«, »Weckruf«, »Alarmsignal«, »Aufbegehren« oder »Protest« auf unser Denken und Handeln und damit auf die Interaktion mit den Klient*innen?

Wer hat die Definitionshoheit?

Wer bestimmt eigentlich darüber, wessen Verhalten als »Herausforderung« bezeichnet wird? Was ermächtigt die einen (in der Regel einflussreiche Gruppen oder Mehrheiten in einer Gesellschaft), das Verhalten anderer (meistens Minderheiten) ohne deren Zustimmung einseitig zu pathologisieren? Spiegelt die Zuschreibung einer Verhaltensstörung bei Menschen mit einer SIE letztlich nicht auch soziale Machtverhältnisse, soziale Ungleichheit und Ungerechtigkeit wider?

Es liegt nahe, dass Personen mit einer SIE ein herausforderndes Verhalten in manchen Fällen eher im sozialen Umfeld verorten und anderen Personen zuschreiben denn dem eigenen Handeln. Und selbst wenn das eigene Verhalten im Einzelfall selbstkritisch als herausfordernd bezeichnet wird, so wird es doch in Gesprächen oft lediglich als verständliche Reaktion auf herausfordernde Umstände oder Verhaltensweisen anderer erklärt.

Sozialpsychiatrische Stimmen laden dazu ein, kritisch zu prüfen, inwiefern die Praxis, einem nicht unerheblichen Anteil von Personen mit einer SIE herausforderndes Verhalten zu »bescheinigen« – obwohl das Zustandekommen einer Verhaltensstörung doch gemeinhin als kontextuelles, interaktionelles Phänomen verstanden wird –, eine Form von Diskriminierung darstellt. Eine wirkungsvolle Art des Umdeutens (Reframing) besteht darin, Verhaltensweisen, die als herausfordernd bezeichnet werden, als »adaptive Verhaltensweisen in einer maladaptiven Umgebung« oder als »verständliche Reaktionen auf schwierige Umgebungen und Situationen« zu würdigen.

Wenn es gelingt, ein Problem nicht einer einzelnen Person – egal, ob mit oder ohne SIE – zuzuschreiben, sondern als gemeinsame Herausforderung anzuerkennen, fällt es leichter, kollektiv Ressourcen zur Problembewältigung zu aktivieren.

Die Botschaft hinter dem Verhalten

Personen mit einer SIE verfügen in einigen Fällen lediglich über eingeschränkte sprachliche Fertigkeiten und können sich ihrem Umfeld in Form von Wörtern oder Sätzen mitunter nicht oder nicht eindeutig mitteilen. Doch: »Man kann nicht nicht kommunizieren«, wie Paul Watzlawick und Kolleg*innen einst konstatierten. Sie wollten darauf aufmerksam machen, dass auch ein Verhalten im jeweiligen sozialen Kontext kommunikative Bedeutung hat. Selbst wenn kein Wort gesprochen wird: Über Atmung und Stimmgebung, Mimik und Gestik, Körperhaltung und Verhaltensweisen werden Signale ausgesendet, die vom Gegenüber als Botschaft über Einstellungen und Handlungsabsichten entschlüsselt werden können.

Diesem Verständnis folgend, wird Verhalten, das herausfordert, als »Alarmsignal« betrachtet, mit dem eine persönliche Not oder ein Bedürfnis zum Ausdruck gebracht wird. Verhaltensweisen von Personen mit einer SIE sollten daher stets auf deren kommunikative Funktion hin untersucht werden: Auf welches unerfüllte Bedürfnis könnte ein konkretes Verhalten in einer konkreten Situation hinweisen? Der Einsatz von Methoden der Unterstützten Kommunikation (UK) ist diesbezüglich gewinnbringend. >Kommunikation, Seiten 118 ff.

Doch Achtung: Wenn jegliches Verhalten innerhalb sozialer Bezüge kommunikative Bedeutung hat, bedeutet diese Erkenntnis im Umkehrschluss, dass eine schnelle, symptomorientierte Unterdrückung von Störverhalten (»quick fix«) nur bedingt zielführend ist, solange die dahinterstehende Not oder Erkrankung nicht erkannt wurde.

Differenzialdiagnostik als Wegweiser für die Behandlung

Auch Fachkräfte sind sich nicht immer einig, wann ein auffälliges Verhalten im engeren Sinne als Verhaltensstörung oder »normal« einzuordnen ist. Schließlich liegen zwischen normentsprechendem und auffälligem Verhalten keine naturgegebenen Grenzen (Theunissen 2020). Eindeutige Urteile werden insbesondere dann erschwert, wenn Abweichungen allenfalls diskret ausfallen, das Ausmaß der Verhaltensstörung situativ schwankt oder verhaltensbezogene Auffälligkeiten von verschiedenen Personen unterschiedlich wahrgenommen und gewichtet werden. Einigkeit besteht hinsichtlich der Auffassung, dass plötzliche oder sukzessive Veränderungen bezüglich des typischen Aktivitätsniveaus bzw. Verhaltensspektrums einer Person mit einer SIE einer erhöhten Aufmerksamkeit bedürfen.

Wenn Verhalten zur Herausforderung wird, liegt eine wichtige Aufgabe für alle Beteiligten darin, die zugrunde liegende Problemlage zu ergründen.

Deutliche bzw. besorgniserregende Abweichungen vom üblichen Verhalten dürfen nicht als neuartige Spielart der jeweiligen Entwicklungsstörung abgetan werden, sondern verlangen eine eingehende Betrachtung.

Medizinisch relevante Faktoren

Auffälliges Verhalten kann ein Indiz für eine ganze Bandbreite an somatischen, psychiatrischen oder neurologischen Erkrankungen darstellen. Es kann in Verbindung mit Schmerzen stehen (Kopf-, Zahn-, Bauchschmerzen, Druckstellen, Wunden etc.), auf gastroenterologische oder vegetative Störungen hinweisen (Obstipation, Sodbrennen, Blähungen, Schwindel, Herzrasen etc.), mit neurologischen Erkrankungen verknüpft sein (Delir, Epilepsie etc.) und ebenso im Zusammenhang mit einer psychischen bzw. psychosomatischen Störung stehen (Ängste, traurige Verstimmung, Schlafstörung etc.).

Je nach Schweregrad einer SIE sind die Introspektions- und Mentalisierungsfähigkeit sowie die kommunikativen Kompetenzen mehr oder weniger beeinträchtigt. Das führt dazu, dass ein Teil der Betreffenden nicht in der Lage ist, das eigene Erleben, körperliche Schmerzen oder Missempfindungen für Außenstehende verständlich auszudrücken. Dann werden psychische oder körperliche Probleme lediglich als diffuses Unwohlsein vermittelt. Auch das Zeigen auf vermeintlich schmerzende Körperteile liefert im Fall reduzierter selbstreferenzieller Fertigkeiten nur uneindeutige Hinweise oder spiegelt gar suggestive Einflüsse durch das Gegenüber wider. Bei Personen, die keine oder kaum Lautsprache einsetzen, sind systematische Verhaltensbeobachtungen essenziell, um Hinweise auf somatische, neurologische oder psychosoziale Probleme zu erhalten.

Ein wichtiger diagnostischer Grundsatz lautet: Die Diagnose einer Verhaltensstörung wird im Sinne einer *Ausschlussdiagnose* nur dann vergeben, wenn das Verhalten nicht besser und nicht hinreichend durch die Diagnose »Störung der Intelligenzentwicklung«, »Autismus-Spektrum-Störung« oder eine körperliche oder psychische Erkrankung erklärt werden kann.

Emotionale Entwicklungsverzögerungen und Verhaltensstörungen

Können somatische, psychiatrische bzw. neurologische Ursachen für das auffällige Verhalten ausgeschlossen werden, gilt es, in Zusammenarbeit des multiprofessionellen Teams, der betreffenden Person sowie der nahen Bezugspersonen einen Austausch über individuelle Vorlieben und Abneigungen, über Wünsche und Bedürfnisse und diesbezügliche Mängel innerhalb der verschiedenen Lebensbereiche herbeizuführen.

Die Erhebung des emotionalen Entwicklungsstands ist diesbezüglich aufschlussreich. Die Forschung zeigt einen deutlichen Zusammenhang zwischen dem emotionalen Entwicklungsstand und der Ausprägung von Verhaltensstörungen bei Menschen mit einer SIE: Je niedriger der emotionale Entwicklungsstand, desto schwerwiegender manifestieren sich die Verhaltensstörungen (Sappok u. a. 2014). Diese Erkenntnis ist von grundlegender Bedeutung für das Verständnis und die therapeutische Herangehensweise bei herausfordernden Verhaltensweisen.

Die emotionale Entwicklung verläuft in charakteristischen Phasen, wobei jede Phase spezifische Grundbedürfnisse und damit verbundene Verhaltensphänomene aufweist (siehe Abbildung 2, folgende Seite adaptiert nach Hermann u. a. 2022). Die im jeweiligen Entwicklungsalter typischerweise auftretenden herausfordernden Verhaltensweisen können bei der Unterscheidung von Verhaltensstörungen und psychischen Erkrankungen helfen.

BEISPIEL

Petra Weiß, eine 57-jährige Frau mit schwergradiger SIE und fehlender Lautsprache, lebt in einer intensivbetreuten Wohngruppe. Zuweilen steigert sich ihre Unruhe am späten Vormittag, wenn das Mittagessen vorbereitet wird, derart, dass sie sich wiederholt in den eigenen Handballen beißt. Ihr selbstverletzendes Verhalten ist eine für ihren emotionalen Entwicklungsstand (SEED 1–2; Referenzalter rund 1 Jahr) typische Form der Affektregulation.

Der emotionale Entwicklungsstand bietet wichtige Ansatzpunkte für die diagnostische Einordnung und therapeutische Behandlung herausfordernder Verhaltensweisen. Werden Verhaltensstörungen erklärbar durch eine unzureichende Passung zwischen den entwicklungsspezifischen Grundbedürfnissen des Individuums und den Anforderungen im Lebensumfeld, dann können entwicklungslogische, pädagogische wie therapeutische Interventionen

ABBILDUNG 2

Entwicklungsbasierte Verhaltensphänomene (adaptiert nach Hermann u. a. 2022)

Phase	Referenzalter	Charakteristische Verhaltensweisen
1: Adaption	0.–6. Monat	In der Adaptionsphase steht die Suche nach körperlichem Wohlbefinden im Vordergrund. Menschen in dieser emotionalen Entwicklungsphase zeigen häufig stereotype Verhaltensweisen, ungerichtete und selbstverletzende Verhaltensweisen, sozialen Rückzug und sind sehr irritabel. Häufig treten auch Hyperaktivität, Isolation, Ungeduld und sensorische Irritierbarkeit auf, wenn die grundlegenden Bedürfnisse nach körperlicher Sicherheit und Wohlbefinden nicht ausreichend erfüllt sind.
2: Sozialisation	7.–18. Monat	Mit dem Übergang zur Sozialisationsphase entwickelt sich das Grundbedürfnis nach Sicherheit und sozialer Bindung. Verhaltensstörungen werden gerichteter: Aggressives Verhalten wird spezifischer und kann sich gegen Dinge, die eigene Person oder andere richten. Wutanfälle, Impulsivität und repetitive Sprache kommen hinzu, während Hyperaktivität und verschiedene Formen des Rückzugs weiterhin zu beobachten sind. Die soziale Irritierbarkeit entwickelt sich als neues Phänomen, das die bewusstere Wahrnehmung zwischenmenschlicher Interaktionen widerspiegelt.
3: Individuation	18.–36. Monat	Die Individuationsphase ist geprägt von der Suche nach Autonomie und ersten Formen der Selbstbestimmung. Herausfordernde Verhaltensweisen werden vielfältiger und umfassen nun alle Formen einschließlich verbaler Äußerungen. Oppositionelles und sozial unangemessenes Verhalten entwickelt sich als Ausdruck des Autonomiebedürfnisses. Hyperaktivität wird von ärgerlicher Ungeduld und einer Kombination aus Irritierbarkeit und starker Ablenkbarkeit begleitet.
4: Identifikation	4.–7. Lebensjahr	In der Identifikationsphase beginnt die Suche nach einer eigenen Identität. Die Sprache kann situativ unangemessen sein, während gleichzeitig erste Formen der verbalen Selbstregulation entstehen. Emotionale Schwankungen werden ausgeprägter, Traurigkeit, aber auch Motivationsmangel sind beobachtbar. Aggressive Verhaltensweisen sind weniger tätlich, mehr verbal. Ablenkbarkeit ist weiterhin beobachtbar.

veranlasst werden. Dabei können sich Maßnahmen sowohl auf die Person als auch auf die sozialen, materiellen oder raumzeitlichen Rahmenbedingungen beziehen. Indem die zugrunde liegenden emotionalen Bedürfnisse erkannt und entsprechend beantwortet werden, wird das Wohlbefinden der betroffenen Person erhöht und die Persönlichkeitsentwicklung gefördert. Eine klinische Studie konnte nachweisen, dass die Anwendung des emotionalen Entwicklungsansatzes bei Verhaltensstörungen mit einer reduzierten Gabe von Psychopharmaka einhergeht.

Die Erkenntnisse über die entwicklungsabhängigen Verhaltensmuster unterstützen Fachkräfte dabei, Verhaltensstörungen nicht ausschließlich als problematische Symptome zu betrachten, sondern als Ausdruck unerfüllter emotionaler Grundbedürfnisse zu verstehen. Diese Perspektive eröffnet neue Wege für präventive und therapeutische Ansätze, die an den jeweiligen Entwicklungsstand angepasst sind und somit wirksamere Interventionen ermöglichen.

Panoramablick in der Diagnostik

Verhaltensstörungen stellen in der Regel kein eindimensionales Phänomen dar, sondern sind als multifaktorielles, wechselwirksames Geschehen zu verstehen (Markowetz u.a. 2025). Fachliche Einigkeit besteht darüber, dass Verhaltensstörungen eine unzureichende Passung zwischen den biopsychosozialen Kompetenzen und Bedürfnissen des Individuums und der Umwelt, in der die Person lebt und agiert, widerspiegeln (Theunissen 2020).

Nötig ist daher zum einen eine umfassende Analyse der individuellen Fähigkeiten, Beeinträchtigungen und entwicklungsbezogenen Bedürfnisse. Dies geschieht im Rahmen von Selbst- und Fremdanamnese, strukturierter Verhaltensbeobachtung, einer umfassenden medizinischen Befundung sowie durch den Einsatz von Leistungs- und Entwicklungstests. Mithilfe der »Skala der emotionalen

Entwicklung – Diagnostik« (SEED-2; Sappok & Zepperitz u. a. 2023) kann eruiert werden, inwiefern das jeweilige Verhalten Hinweise auf unerfüllte emotionale Entwicklungsbedürfnisse gibt.

Zum anderen bedarf es einer sorgfältigen Betrachtung von Barrieren, Ressourcen und Bedarfen innerhalb der verschiedenen Teilhabebereiche (Wohnen, Arbeiten, Freizeit, Gesundheit, Familie, Mobilität, Finanzen). Hier kann das ökosystemische Modell nach Urie Bronfenbrenner (1986) als Strukturhilfe dienen. Das Modell weitet den Blick von der isolierten Betrachtung einer Person auf die verschiedenen Lebenswelten und Beziehungssysteme aus, die auf das Erleben und Verhalten der Person direkt oder indirekt einwirken und gleichermaßen durch sie beeinflusst werden.

Die Praxis zeigt, dass den Interaktionen innerhalb einzelner Mikrosysteme (wie Familie, Heim, Werkstätte oder Psychiatrie) vergleichsweise viel Beachtung geschenkt wird, während Kooperationen zwischen den Mikrosystemen (Mesosystem-Ebene) im Umgang mit Verhaltensstörungen noch zu wenig synergistisch genutzt werden (Wehmeyer u. a. 2025).

BEISPIEL

Der 48-jährige Wolfgang Braun lebt aufgrund einer leichtgradigen SIE in einer betreuten Wohngruppe, werktags arbeitet er in einer Werkstatt (WfbM). Dort kommt es immer wieder zu Verhaltenseskalationen, der Ruf nach Bedarfsmedikation wird lauter. In der Wohngruppe verhält er sich demgegenüber meist unauffällig, beklagt sich aber über die »blöden Mitarbeiter in der Arbeit«. Das Misstrauen zwischen den Mitarbeitenden aus dem Wohnbereich und der Werkstatt – noch befeuert durch den zunehmenden Druck seitens der Angehörigen – wächst, man beäugt sich kritisch.

Als sich Vertreter*innen aus Familie, WfbM und Wohneinrichtung zusammensetzen, wird deutlich, wie sehr man gegenseitig von den jeweiligen Erfahrungen und Lösungsideen (hinsichtlich Affektregulation, berufsbezogener Interessen, individueller Entwicklungsbedürfnisse und materieller Ressourcen) profitieren kann. Gemeinsam werden konkrete Veränderungen sowohl für die Gestaltung der Tätigkeit in der Werkstatt als auch für den täglichen Übergang zwischen erstem und zweitem Lebensbereich ausgehandelt. Da zum Beispiel eine Verkürzung der Arbeitszeit aufgrund der tagsüber nicht besetzten Wohngruppe nicht möglich ist, wird eine Reduktion der Anforderungen in der WfbM veranlasst.

Will man die spezifischen Handlungslogiken einzelner Systeme besser nachvollziehen, gilt es darüber hinaus, auch exosystemische, das heißt von außen auf das jeweilige Mikrosystem einwirkende Faktoren (etwa Werkstättenverordnung, Wohngruppenregeln, familiäre Glaubenssätze, personelle Ressourcen in der Klinik) sowie makrosystemische Einflüsse (kulturelle, politische, religiöse Einflüsse) zu beachten. Nicht zuletzt prägen auch biografische Ereignisse (Chronosystem) das Verhalten nachhaltig.

Jedes Verhalten, auch störendes oder gefährliches, wird erst durch die umfassende Analyse körperlicher, psychologischer und soziokultureller Faktoren in Verbindung mit biografischen Einflüssen verstehbar.

Fehler im System?!

Die Ansicht, dass es sich bei herausforderndem Verhalten um ein Passungsproblem zwischen Individuum umd Umwelt handelt, trifft auf breite Zustimmung in medizinischen, pädagogischen und auch psychotherapeutischen Berufsfeldern. Dennoch bleibt die Betrachtungsweise oftmals eher einseitig, denn das störende Verhalten wird in der Regel vornehmlich oder ausschließlich der Person mit einer SIE zugeschrieben. Eine Erklärung liegt in der traditionsreichen Handlungslogik des Gesundheitswesens, denn hier werden Diagnosen ausschließlich personenbezogen vergeben, sprich: Die Störung kann lediglich einer Patientin oder einem Patienten attestiert werden, nicht einem sozialen System.

Doch wenn wir Störungen bzw. Probleme einzig einer einzelnen Person zuschreiben, missachten wir, dass psychosoziale Problemlagen im Rahmen zirkulärer Prozesse aufkommen und aufrechterhalten werden (von Schlippe & Schweitzer 2016). Folglich ist es weder möglich noch zielführend, »die Übeltäterin« oder »den Störenfried« – als den Grund allen Übels – zu ermitteln. Die *Annahme des guten Grundes* besagt vielmehr, dass jeder Mensch vor seinem Erfahrungshintergrund persönlich plausible Gründe und Motive hat, sich auf eine bestimmte Art und Weise zu verhalten bzw. auf das Verhalten anderer zu reagieren.

BEISPIEL

Im Gruppenraum poltert es, dann folgt ein kurzer Aufschrei. Eine Mitarbeiterin kommt aus dem Büro gestürmt und schaut nach dem Rechten: Sie sieht die Bewohnerin Antje Sommer auf dem Boden liegen, leise vor sich hin wimmernd und den linken Ellbogen mit der rechten Hand umfassend. In einem Meter Abstand steht der Bewohner Peter Winter und ergreift das Wort: »Ich hab nichts getan, echt. Sie ist einfach hingefallen!«

Antje: »Stimmt gar nicht. Du hast mich geschubst.«

Peter: »Hab ich nicht. Ich wollte bloß vorbei. Musst dich ja nicht extra breit machen!«

Antje: »Aber du bist dran mit Tisch decken, das steht auf dem Plan.«

Peter: »Na, und? Du bist nicht meine Aufpasserin. Außerdem muss ich dringend aufs Klo.«

Das Beispiel verdeutlicht die Schwierigkeit bzw. Unmöglichkeit, die Kausalrichtung innerhalb sozialer Interaktionen eindeutig zu bestimmen. Einseitige Problemzuschreibungen und Ursachenanalysen werden der Komplexität menschlicher Beziehungsmuster nicht gerecht. Auch wenn das Motiv, eigene Anteile am Problem zu negieren und stattdessen anderen die Schuld für die Misere in die Schuhe zu schieben, durchaus selbstwertdienlich ist, belastet es doch das Miteinander und trägt kaum zur Lösungsfindung bei.

In der systemischen Therapie lautet eine Grundannahme: Keine Person *hat* das Problem und keine Person *ist* das Problem. Die Verortung eines Problems wird bewusst – gedanklich wie sprachlich – getrennt von sämtlichen Systemmitgliedern. Bildlich gesprochen nimmt das Problem – gleich einem ungebetenen Gast – seinen eigenen Platz im System ein. In der Zusammenarbeit gilt es dann, mit vereinten Kräften das Problem wieder aus dem Leben hinauszukomplimentieren, getreu dem Motto: »Das Problem ist das Problem. Wir sorgen gemeinsam dafür, dass es kleiner wird und verschwindet. Lasst uns überlegen, welchen Beitrag jede*r von uns leisten kann.«

Kein Verhalten ohne Erleben

Massiv herausfordernde Verhaltensweisen bzw. bedrohliche Situationen sind mit starken Affekten verbunden, und zwar bei allen Beteiligten. Besonders häufig ist von Frust, Wut, Angst oder Hilflosigkeit die Rede, oft in Verbindung mit Gefühlen von Kontrollverlust und Ohnmacht. Daraus entspinnen sich leicht Teufelskreise, werden Krisen weiter befeuert.

BEISPIEL

Die Wohngruppenmitarbeiterin Sarah Klein berichtet: »Auffällig ist, dass die aggressiven Übergriffe vor allem und besonders heftig gegenüber jenen Leuten vorkommen, die ohnehin Angst vor Niklas haben und den Kontakt zu ihm meiden. Natürlich spürt er, wenn ihm jemand aus dem Weg geht, wenn man keine Aktivitäten mit ihm machen möchte oder versucht, ihn zu meiden. Bei Leuten, die offen auf ihn zugehen, ist die Wahrscheinlichkeit und Intensität von Übergriffen geringer.«

Eher tabuisiert werden Gefühle von Schuld oder Scham. Dabei aktivieren krisenhafte Interaktionen gar nicht selten auch Selbstvorwürfe und ein Empfinden von Peinlichkeit, zum Beispiel wenn man bemerkt, dass man in all der Aufregung Dinge getan oder gesagt hat, die mit dem eigenen Wertesystem nicht vereinbar sind oder die die eigenen Schwächen offenkundig machen. Oder wenn deutlich wird, dass das eigene Verhalten eine andere Person offensichtlich verletzt hat. Sobald bei fortgeschrittener emotionaler Entwicklung Fähigkeiten zur Selbstreflexion vorausgesetzt werden können, sind Schuld- und Schamgefühle gleichermaßen von Personen mit einer SIE erfahrbar.

BEISPIEL

Der Heimbewohner Mehmet Yilmaz erzählt: »Mir geht's zurzeit nicht so gut. Weil ich kein Spezi kaufen darf. Weil ich nicht in die Wirtschaft fahren darf. Weil ich nicht zum Zeltlager fahren darf. Da bin ich schon traurig. Zurzeit randaliere ich viel. Da ist eine Tasse kaputtgegangen und eine Fensterscheibe und eine Tür. Dabei will ich doch eigentlich gar keine Scheiße bauen.«

Jedes Gefühl hat seine Existenzberechtigung, jedes weist auf wichtige menschliche Bedürfnisse hin und ist evolutionsbiologisch betrachtet überlebenswichtig:

- *Angst* schützt vor Gefahren und signalisiert Bedürfnisse nach Schutz und Sicherheit.
- *Traurigkeit* signalisiert Bedauern oder auch Enttäuschung, dass

etwas anders gekommen ist als gewünscht, dass wir zum Beispiel etwas oder jemanden verloren haben, der uns wichtig war. Traurigkeit ist verbunden mit Bedürfnissen nach Trost und Geborgenheit.

- *Wut* markiert sehr deutlich unerwünschte Zustände. Wut und aggressives Verhalten – wenngleich oft als unangenehm und lästig konnotiert – können durchaus auch positive Kräfte entfalten: Sie befähigen dazu, sich durchzusetzen und eigene Grenzen zu schützen.
- *Scham* ist ein wichtiges Gefühl für das soziale Miteinander: Es signalisiert Bedürfnisse nach Zugehörigkeit und danach, von anderen akzeptiert und anerkannt zu werden.
- *Langeweile* ist ein ebenso zu beachtendes Gefühl, denn es weist auf Bedürfnisse nach Neugier und Abwechslung hin.
- *Freude* verdeutlicht wünschenswerte Zustände und signalisiert Bedürfnisse nach Lustgewinn und Genuss.

Auch wenn manche Gefühle als unangenehm oder unerwünscht gelten: Es gibt keine *falschen* Gefühle. Allerdings kann die Heftigkeit im Gefühlsausdruck die eigenen Kompetenzen zur Emotionsregulation übersteigen. Dann kann Wut in aggressives Verhalten übergehen, können Ängste zu sozialem Rückzug oder übersteigerter Nähe führen und Ohnmachtsgefühle zwanghaft-kontrollierendes Verhalten nach sich ziehen.

Starke Gefühle, die nicht wahrgenommen, reflektiert und bewältigt werden, befeuern im Miteinander innerhalb kürzester Zeit Eskalationsspiralen von wechselseitig dysfunktionalen Verhaltensweisen. Der Psychologe Andreas Knuf (2020) kritisiert, dass Gefühle in der psychiatrischen Behandlung noch immer eher als »Beiwerk« betrachtet werden und stattdessen vornehmlich über krisenhaftes Verhalten sowie Maßnahmen zur Verhaltenssteuerung nachgedacht wird.

Sämtliche Akteur*innen im multiprofessionellen Team sind angehalten, Patient*innen mit einer SIE im Rahmen des alltäglichen

Geschehens bei der Wahrnehmung, beim Benennen und beim Umgang mit (starken) Gefühlen zu unterstützen und diesbezüglich ebenso Vorbildfunktion zu übernehmen.

Eine aktive, akzeptierende Auseinandersetzung mit jeglichen Gefühlsqualitäten sollte in der Behandlung von Verhaltensstörungen unabhängig vom Schweregrad der SIE Berücksichtigung finden.

Haltung und Beziehungsgestaltung als Türöffner in der Behandlung

Eine professionelle Haltung und Beziehungsgestaltung stellen wesentliche Wirkfaktoren in der psychiatrischen Behandlung und Begleitung dar. So tragen Faktoren wie therapeutische Allianz, Empathie, Zuversicht, Zielvereinbarungen und Ressourcenaktivierung generell mehr zum Erfolg einer psychotherapeutischen Behandlung bei als spezifische Therapiemethoden. Im Kern geht es um die innere Grundhaltung, nach der wir unsere Arbeit ausrichten und mit der wir einer Person mit einer SIE und deren sozialem Umfeld begegnen. In dieser Grundhaltung spiegeln sich kulturelle wie persönliche Überzeugungen, Werte sowie unser Bild vom Gegenüber wider.

Grundsätzlich gilt die Anerkennung der Würde und Gleichwertigkeit jedes Menschen – unabhängig von der Art oder dem Schweregrad einer Behinderung – als Basis für die psychiatrische Begleitung von Menschen mit einer SIE. Weitere Grundpfeiler einer professionellen Haltung sind neben der Reflexivität des eigenen Denkens und Handelns die Orientierung an Person und Teilhabe, an Entwicklung und Lernen sowie an Ressourcen und Lösungen.

Eine respektvolle und partnerschaftliche Beziehungsgestaltung wird in vielen Einrichtungen plakativ als »Begegnung auf Augenhöhe« bezeichnet. Gemeint ist eine dialogische, gegenseitig anerkennende Beziehung, bei der die Person mit einer SIE nicht als passiv erduldendes Objekt, sondern als aktiv handelndes Subjekt innerhalb der Hilfeplanung oder Maßnahme angesehen wird. Damit das Prinzip »Augenhöhe« nicht zur leeren Floskel verkommt, muss es sich im täglichen Miteinander bewähren und erkennbar werden. Wesentliche Beiträge für ein beziehungsfreundliches Miteinander werden in diesem Kapitel skizziert.

Personenzentrierung

Seit 2016 ist die Personenzentrierung als Maßstab für die Leistungserbringung im deutschen Bundesteilhabegesetz (BTHG, vor allem das SGB IX) verankert. Personenzentrierung bedeutet, dass Unterstützungsleistungen nicht mehr länger vorrangig an den Angeboten, Ressourcen und Bedingungen einer Einrichtung, auch nicht vornehmlich an den Vorstellungen von Fachkräften oder Kostenträgern ausgerichtet werden sollen. Stattdessen müssen sich Hilfeleistungen an den individuellen Wünschen, Bedürfnissen und Lebensvorstellungen einer Person mit Beeinträchtigung orientieren. Dass die Anpassung an bestehende institutionelle Strukturen und Prozesse ausdrücklich hinter den Teilhabeansprüchen von Personen mit Beeinträchtigungen zurückzutreten hat, stellt eine richtungsweisende Neuerung in der Eingliederungshilfe dar. Beispielsweise räumt das Wunsch- und Wahlrecht die Möglichkeit ein, das Wohn- und Lebensumfeld selbst zu wählen, anstatt für bestimmte Assistenzleistungen in spezialisierte Einrichtungen umziehen zu müssen. Nun wird die individuelle Bedarfsermittlung einmal mehr zum Ausgangspunkt professioneller Maßnahmenplanung, ausgerichtet an der Frage: »Was brauchen Sie, um gut leben zu können, und wie können wir Sie dabei unterstützen?«

In der Praxis zeigt sich, dass die Orientierung an den Interessen und Vorstellungen von Klient*innen noch nicht in das berufliche Selbstverständnis sämtlicher Mitarbeitenden in der Eingliederungshilfe bzw. im Gesundheitswesen übergegangen ist. Jahrzehnte- bis jahrhundertealte Traditionen und Routinen in der Versorgung und Betreuung spiegeln sich stattdessen noch des Öfteren in einer Institutionsorientierung wider – in Aussagen wie »So ist es hier nun einmal, da müssen Sie sich schon anpassen«. Auch ein paternalistisches Selbstverständnis von Betreuungskräften führt zu Bevormundung und mindert die Selbstbestimmungsmöglichkeiten.

Nicht zuletzt beschneiden in vielen Fällen auch strukturelle, finanzielle und personelle Barrieren, die sich nicht von heute auf morgen auflösen lassen, eine personenzentrierte Umsetzung von Unterstützungsmaßnahmen. Dennoch: Unser Handeln sollte – auch bei limitierten Ressourcen – geleitet sein von der Frage: »Was wollen Sie und wie können wir das – bestmöglich – umsetzen?« Dies bedeutet unter Umständen, eingeschliffene, bequeme Regeln und Abläufe infrage zu stellen (etwa die Vorstellung, um 21 Uhr sollten alle Patient*innen im Bett liegen), eigene Vorstellungen von Unmöglichkeit zu hinterfragen (»Vielleicht kann sie ja doch lernen, allein zur Therapie zu gehen?«) und nicht nachzulassen in dem Bemühen, Klient*innen ein Höchstmaß an Selbstbestimmung zu ermöglichen.

Teilhabeorientierung

Die UN-BRK macht deutlich: Menschen mit Behinderungen haben in allen Lebensbereichen ein Recht auf selbstbestimmte Teilhabe, und zwar auch dann, wenn sie dieses Recht nicht selbst einfordern können und auf Unterstützer*innen angewiesen sind, die sich an ihrer Stelle dafür starkmachen.

Die Internationale Klassifikation der Funktionsfähigkeit, Behinderung und Gesundheit (ICF, WHO 2005) liefert einen wissenschaftlich fundierten Rahmen, um krankheits- und gesundheitsbezogene Aspekte mehrdimensional abzubilden. Neben der Betrachtung von *Körperfunktionen und -strukturen* werden *Aktivitäten* sowie Barrieren und Ressourcen der *Teilhabe* erfasst, aufgeschlüsselt nach verschiedenen Lebensbereichen wie Wohnen, Arbeiten, Freizeit und Gesundheitsvorsorge. Im Gesundheitswesen sind Mitarbeitende aufgefordert, individuelle Symptomatiken und Störungen nicht nur biomedizinisch zu ergründen, sondern gemeinsam mit den Patient*innen und deren sozialem Umfeld zu explorieren, welche individuellen Aktivitäten- und Teilhabeziele sich daraus für den multiprofessionellen Behandlungsplan ergeben.

Betont werden muss, dass es um *selbstbestimmte* Teilhabe geht, nicht um eine Verpflichtung zur Teilhabe. Auch wenn Menschen mit einer SIE viel zu lange von viel zu vielen Lebensbereichen und Aktivitäten abgeschnitten wurden, dürfen aktuelle Inklusionsbemühungen nicht im Umkehrschluss dazu führen, dass die Betreffenden bedrängt, genötigt oder gar gezwungen werden, an gemeinsamen Unternehmungen teilzunehmen. Je nach Entwicklungsstand und Motivation kann beispielsweise die Teilnahme an gemeinsamen Mahlzeiten im Speiseraum unpassend oder auch überfordernd sein.

BEISPIEL

Lukas Fischer, ein 54-jähriger Mann mit leichtgradiger SIE und Autismus-Spektrum-Störung, lebt in einer betreuten Wohngruppe. Mehrmals täglich löchert er das Personal mit der Frage, wann der geplante Gruppenausflug endlich stattfinde. Die Pädagoginnen freuen sich über sein großes Interesse. Als der Ausflug in der Folgewoche wetterbedingt endlich stattfinden kann, lehnt Lukas jedoch entschieden ab. Erst jetzt stellt sich heraus: Er wollte zu keinem Zeitpunkt an dem Ausflug teilnehmen, sondern sehnte sich vielmehr nach der seltenen Gelegenheit, die Wohnräume einmal ganz für sich allein zu haben.

Entwicklungsorientierung

Entwicklung geschieht durch Reifung und Lernen. Eine professionelle Haltung geht davon aus, dass Lernen ein lebenslanger Prozess ist – für Menschen mit und ohne SIE gleichermaßen –, auch wenn das Lerntempo und die Art des Lernens im Fall einer intellektuellen Beeinträchtigung mehr oder weniger deutlich von der Norm abweichen. Aus der Lernpsychologie wissen wir: Die Motivation, Neues zu lernen, wächst, wenn drei grundlegende Bedürfnisse erfüllt sind: das nach *Autonomie*, nach sozialem *Eingebundensein* und nach einem

Kompetenzerleben. Für die Praxis heißt das: Maßnahmen sollten Handlungsspielräume und Wahlmöglichkeiten eröffnen, Zusammenarbeit und gegenseitige Unterstützung fördern, Selbstwirksamkeit durch anspruchsvolle, aber bewältigbare Aufgaben ermöglichen sowie nicht zuletzt auch kleinste Lernfortschritte sichtbar machen und wertschätzen.

KONSTRUKTIVE RÜCKMELDUNGEN Ein entwicklungsförderliches Feedback zeichnet sich dadurch aus, dass es sich konkret auf eine zu erlernende Fähigkeit bezieht statt auf persönliche Eigenschaften. Es macht auf Unterschiede zwischen dem beobachtbaren Ist-Zustand und dem angestrebten Soll-Zustand aufmerksam und gibt Anregungen für den Einsatz von Techniken, die im Einflussbereich der Klient*innen liegen. Im Gegensatz dazu können Rückmeldungen, die statt wahrnehmbarer Fortschritte vornehmlich Defizite und Fehler adressieren oder die Person in ihrem So-Sein kritisieren, sowohl Ängste der Klient*innen als auch der Angehörigen davor schüren oder reaktivieren, abgelehnt und aus der Gruppe oder Einrichtung ausgeschlossen zu werden.

Eine retrospektive, selbstkritische Aufarbeitung von Verhaltenseskalationen mit einem Klienten oder einer Klientin hat im Übrigen erst bei fortgeschrittenem emotionalem Entwicklungsstand Sinn (ab SEED-Phase 3–4), wenn Erinnerungsvermögen, Introspektionsfähigkeit, logisches Denken und die Differenzierung eigener und fremder mentaler Zustände (»Theory of Mind«) ausreichend entwickelt sind.

Eine entwicklungsfreundliche Haltung spiegelt sich in der Auswahl von Maßnahmen wider, die an den individuellen emotionalen Entwicklungsbedürfnissen ausgerichtet werden. So stehen in Abhängigkeit von der ermittelten Entwicklungsphase bestimmte psychische Bedürfnisse im Vordergrund (Sappok & Zepperitz 2019): das Bedürfnis nach körperlichem Wohlbefinden (SEED 1), nach Bindung und Sicherheit (SEED 2), Autonomie (SEED 3), Zugehörigkeit (SEED 4), Status und Anerkennung (SEED 5) oder nach sozialer Autonomie und Individualität (SEED 6). Die jeweils dominanten emotionalen Bedürfnisse wirken sich nicht nur auf kontextuelle Maßnahmen und die Planung von Fördermaßnahmen aus, sondern auch auf die Art und Weise, wie Nähe und Distanz in der Beziehung zu gestalten sind. > Emotionale Hirnfunktionen, Seiten 24 ff.

Ressourcen- und Lösungsorientierung

Ein tragfähiges Fundament für die professionelle Begleitung bildet die Orientierung an Ressourcen und Lösungen. Der professionelle Anspruch besteht darin, individuelle und soziale Stärken, Ressourcen und Potenziale zu erkennen und zu fördern. Konkret bedeutete das: auf Gelingendes achten, Erfolge feiern, Anstrengungen würdigen und problemfreie Zeiten im Hinblick auf günstige Einflussfaktoren analysieren, statt sich einseitig auf Probleme und Defizite zu konzentrieren.

Die Annahme, dass Menschen nie ausschließlich störendes oder krankhaftes Verhalten zeigen, sondern sich in vielen Momenten adäquat und sozial erwünscht verhalten, vermag die gängige Praxis, problembehaftetes Verhalten ins Zentrum von Gesprächen, Analysen und Fallbesprechungen zu stellen, durchaus irritieren. Eine mögliche Erklärung liefert die lange Tradition pathogenetischer Modelle sowohl im Gesundheitswesen als auch in der Behindertenhilfe. Eine störungsfokussierte Orientierung ist durchaus geeignet, Symptome mit Krankheitswert bzw. Barrieren der Teilhabe differenziert aufzuschlüsseln, Diagnosen zu erstellen und Bedarfe hinsichtlich Förderung und Behandlung abzuleiten. Der systemische Ansatz mahnt jedoch an, dass die einseitige Ausrichtung auf Probleme deren Gewicht und Ausmaß in der Wahrnehmung und Bewertung – entgegen besten Absichten! – vergrößert und so zur hoffnungslosen *Problemtrance* führen kann.

Eine Ausrichtung auf gesundheitsbezogene Ziele, das Sprechen über problemfreie Zeiten und wünschenswerte Perspektiven sowie die detaillierte Analyse vorhandener Ressourcen bahnen demgegenüber die Lösungsfindung. Statt psychische Krisen akribisch zu sezieren, wird das kollektive Augenmerk auf jene Momente gelenkt, in denen »die Katastrophe eine Pause macht«, in denen Gefühle von Leichtigkeit, Wohlbefinden, Zufriedenheit oder Freude bei dem Patienten bzw. der Patientin erlebbar werden. Teams brauchen dazu die Entschlussfreudigkeit, den manchmal schon routinierten Klagemodus in Fallbesprechungen bewusst zu verlassen. Eine ressourcen- und lösungsorientierte Haltung lädt alle Beteiligten dazu ein, mehr nach »Happiness Triggern« Ausschau zu halten als nach Auslösern für problematisches bzw. krankhaftes Verhalten.

BEISPIEL

Ein Wohngruppenmitarbeiter berichtet über den Bewohner John Miller: »Jetzt gibt es weniger Berichte darüber, dass John ausflippt. Früher wurde immer nur auf ihn geschaut: ›Hoffentlich passiert nichts, hoffentlich geht heute nichts kaputt.‹ Und dann waren auch die Mitarbeiter nervös, und die Anspannung setzte sich wiederum fort und bewirkte Spannung beim anderen. Das schaukelte sich hoch. Das ist jetzt weg, also diese Angst, dass da etwas passieren könnte, ist abgebaut durch den Blick auf gute Erfahrungen, auf seine Stärken.«

Die Frage, wie psychische Gesundheit stabilisiert und verbessert werden kann, sollte das professionelle Handeln mehr leiten als die Frage, wie sich psychiatrische Probleme und Symptome chronifiziert haben oder beseitigen lassen.

Selbstreflexivität

Die ICF versteht sich als biopsychosoziales Modell von Behinderung. Sie betont, dass eine Behinderung nicht allein auf personimmanente körperliche, geistige oder psychische Merkmale zurückführbar ist, sondern immer auch das Ergebnis sozialer bzw. gesellschaftlicher Strukturen und Prozesse darstellt: Behinderungen entstehen dort, wo Menschen aufgrund einer Beeinträchtigung ausgeschlossen oder benachteiligt werden. Das lädt sämtliche Unterstützungssysteme dazu ein, eine reflexive Arbeitsweise zu kultivieren.

Wichtig ist eine selbstkritische Analyse, inwiefern durch persönliche Einstellungen, Entscheidungen und Verhaltensweisen die selbstbestimmte soziale Teilhabe bzw. die mentale Gesundheit des Gegenübers eher gefördert oder aber behindert wird. Diesbezügliche Fragen tangieren auch das berufliche Selbstverständnis: Sehen wir uns in unserer beruflichen Rolle eher als Expert*innen und Belehrende, als Erziehende und Anleitende, als Fürsorgende und Kümmernde, als Assistenzpersonen oder als Lernprozessbegleiter*innen?

Wenn wir eine Behinderung oder psychische Krankheit als wechselwirksames Interaktionsgeschehen verstehen, lauten wichtige Fragen: Worin besteht unser Beitrag im Hinblick auf die psychische Störung bzw. Gesundheit einer Person mit einer SIE? Inwiefern können wir durch unser Denken und Handeln Probleme vergrößern oder verkleinern? Inwieweit schöpfen wir unser Potenzial und unsere Ressourcen aus, um zur Ent-hinderung von Personen mit einer SIE beizutragen?

Proaktive Kontaktaufnahme

Emotionale, adaptive, kommunikative, sensorische oder motorische Einschränkungen können bei manchen Menschen mit einer SIE zu Barrieren in der Kontaktaufnahme und -gestaltung führen. Daher sollten berufliche wie private Bezugspersonen Verantwortung für die Kontaktpflege übernehmen, sprich: proaktiv in Kontakt gehen.

Ansonsten laufen Personen, die von außen als still oder zurückhaltend wahrgenommen werden, Gefahr, übersehen und als »pflegeleichte« Klient*innen eingestuft zu werden, denen man wenig

Aufmerksamkeit schenken muss. Doch wenn auf Klientenseite der Eindruck entsteht, vernachlässigt zu werden, oder wenn wichtige soziale Bedürfnisse nicht erfüllt werden, steigt das Risiko, mittels auffälligem bzw. störendem Verhalten reaktiv für Aufmerksamkeit zu sorgen. Dann entstehen wechselwirksame, zirkuläre Interaktionsmuster zwischen einer Person, die immer wieder durch herausforderndes Verhalten auffällt, und Betreuungspersonen, die auf Dauer so genervt oder frustriert sind, dass sie Kontakte zu meiden versuchen. Begegnungen werden dann mehr und mehr auf herausfordernde Situationen mit deeskalierenden bzw. stressregulierenden Interventionen reduziert. In vergleichbarer Weise können sich Personen mit einer SIE, deren vornehmliches Entwicklungsbedürfnis in Bindung und Nähe besteht (SEED 2), so anhänglich oder klammernd verhalten, dass aufseiten der Bezugspersonen das Bedürfnis entsteht, sie »abzuwimmeln« oder ihnen aus dem Weg gehen zu wollen. Beide Konstellationen begünstigen dysfunktionale Interaktionsspiralen mit Verhaltensstörungen.

Eine wichtige Präventivmaßnahme besteht darin, initiativ Beziehungsmomente zu gestalten, indem ganz ohne konkreten Anlass der Kontakt zu einer Person mit einer SIE aufgenommen wird (auch als »Banking Time« bezeichnet). Diese Begegnungen müssen nicht von langer Dauer sein, oft genügen schon wenige Minuten verteilt über den Tag. Ziel ist es, positive Erfahrungen im Eins-zu-eins-Kontakt zu ermöglichen, die frei von Erwartungen und Anforderungen sind. Indem der Person die ungeteilte Aufmerksamkeit geschenkt wird, fühlt sie sich gesehen und ernst genommen. Das Erleben von Selbstwirksamkeit steigt, je mehr Verhaltensimpulse und Affekte von der Bezugsperson aufgegriffen und angemessen beantwortet werden – je mehr also das Gegenüber mit der momentanen Gestimmtheit und den Impulsen der Person in Resonanz tritt.

Personzentrierte Beziehungsgestaltung

Vom sozialrechtlichen Begriff der Personenzentrierung zu unterscheiden ist das Konzept der Person-Zentrierung. Ursprünglich von Carl Rogers auf Grundlage des humanistischen Modells entwickelt, wurde der personzentrierte Ansatz vor einigen Jahren auf die Arbeit mit Menschen mit einer SIE übertragen. Personzentriertes Arbeiten bedeutet, die Person in ihrer Eigenart ernst zu nehmen, ihre Ausdrucksweise zu verstehen und sie dabei zu unterstützen, eigene Wege zu finden, um entsprechend ihrer Möglichkeiten angemessen mit der Realität umzugehen (Pörtner 2025). > Personenzentrierung, Seiten 108 f.

Personzentriertes Arbeiten zeigt sich darin, dass Probleme gemeinsam mit der betreffenden Person gelöst werden – nicht für sie. Dafür müssen deren Ansichten, Fähigkeiten und Bedürfnisse erkannt und berücksichtigt werden. Die Aufgabe beruflicher Akteur*innen besteht darin, Rahmenbedingungen zu schaffen, in denen Entwicklungsschritte möglich werden, ohne Förderziele einseitig von außen vorzuschreiben. Schließlich geht es darum, Personen mit einer SIE im Rahmen ihrer Ressourcen und Potenziale Selbstverantwortung zuzutrauen und Spielräume zur persönlichen Entfaltung zu bieten.

Konkret äußert sich eine personzentrierte Beziehungsgestaltung beispielsweise durch Verzicht auf bevormundende oder belehrende Äußerungen – auch wenn wir manche Entscheidungen von Klient*innen vor dem Hintergrund unserer Berufs- und Lebenserfahrung nicht teilen oder gutheißen. Natürlich können wir eigene Meinungen in Form von Ich-Botschaften kundtun (»Im Unterschied zu dir mag ich keine Energydrinks, die sind mir zu teuer und ungesund«). Wir können auch Vorschläge in Form von Angeboten unterbreiten, wohl wissend und akzeptierend, dass sie abgelehnt werden können (»Du könntest ja mal probieren, ob dir auch eine Schorle schmeckt?«). Besserwisserische Kommentare und Vorwürfe sollten hingegen vermieden werden (»Tja, das habe ich dir ja gleich gesagt – das kommt davon …«).

Die Fähigkeit zu Perspektivwechsel und Empathie ist ein Grundpfeiler gelingender Kooperation, darf aber nicht dazu führen, dass wir die Einzigartigkeit des Gegenübers durch vermeintliches Gedankenlesen missachten nach dem Motto: »Ich kann mich so gut einfühlen, dass ich genau weiß, wie es Ihnen gerade geht.« Ebenso wenig darf Mitgefühl mit Mitleid, welches erniedrigen und handlungsunfähig machen kann, verwechselt werden (»Es macht mich völlig fertig, zu sehen, wie schlecht sie dran ist, die Arme«).

PROFESSIONELLE NÄHE Ein kritischer Punkt ist das Austarieren professioneller Nähe und Distanz. So können intensive (körperliche) Nähe und Zuwendung bei einem niedrigen emotionalen Entwicklungsstand durchaus angemessen sein, während sie Autonomiebestrebungen bei fortgeschrittener Entwicklung eher behindern. Eine professionelle Nähe berücksichtigt die emotionalen Bedürfnisse einer Person, ohne übergriffig in deren Privat- oder Intimsphäre einzudringen. Aufgrund der hohen Vertrautheit und mangels alternativer Kontakte im Sozialraum betrachten manche Klient*innen enge Bezugspersonen als »Freunde«. Das darf berufliche Akteur*innen nicht – aus falsch verstandenem Stolz – dazu verleiten, echte Peerkontakte vorzuenthalten und sich selbst unverzichtbar zu machen. Wenn ab SEED-Phase 3 und 4 (Individuation und Identifikation) Gleichrangige zunehmend an Bedeutung gewinnen, gilt es auch für Bezugspersonen, sich aus einer bis dahin engen Bindung zu lösen.

Der Anspruch, Entscheidungen nicht für, sondern mit einer Person mit einer SIE zu treffen, setzt nicht nur kommunikative Kompetenzen voraus. Vielmehr basiert jede informierte Einwilligung auf Vorerfahrungen, Wissen und Transparenz. Personen mit einer SIE dürfen nicht per se von Entscheidungsprozessen ausgeschlossen werden mit der Begründung, sie würden deren Tragweite nicht begreifen. Stattdessen gilt es, (gesundheitsbezogene) Bildungs- und Beratungsangebote zu unterbreiten, die auf die jeweilige Beeinträchtigung abgestimmt sind und auf ein gemeinsames Aushandeln gangbarer Wege abzielen. Und auch wenn eine rechtliche Betreuung im juristischen Sinne handlungsentscheidend ist, sollte die Person, um die es geht, bei anstehenden Entscheidungen adäquat informiert und einbezogen werden. Bei schwergradiger kognitiver wie kommunikativer Beeinträchtigung sind vertraute Bezugspersonen angehalten, Entscheidungen im Sinne der betreffenden Person zu treffen. Dabei kann die Kenntnis des emotionalen Entwicklungsstandes Ansatzpunkte für die vorrangigen Bedürfnisse geben.

Kommunikation mit Unterstützung

In der Begleitung psychisch beeinträchtigter Personen stellt Sprache ein wichtiges Mittel zur Verständigung und Beziehungsgestaltung dar, sie erleichtert die Kontaktaufnahme, die Befunderhebung, die Anwendung psychotherapeutischer Techniken sowie Aufklärungs- und Beratungsgespräche. Gleichwohl ist eine SIE immer auch mit mehr oder weniger eingeschränkten kommunikativen Kompetenzen verbunden. Dies kann alle sprachlichen Modalitäten betreffen: die Sprachproduktion, das Sprachverständnis, das Lesen oder das Schreiben.

Beispielsweise können manche Personen Wörter und Sätze flüssig vorlesen, ohne deren Inhalt eindeutig zu verstehen. Viele Klient*innen antworten auf die rückversichernde Frage, ob sie das Gehörte oder Gelesene verstanden haben, mit »ja«, auch wenn davon auszugehen ist, dass Verständnisprobleme bestehen. Dieses Zustimmungsverhalten zeugt in manchen Fällen von verletztem Stolz bzw. von Scham. Es kann auch eine mangelnde Störungseinsicht widerspiegeln. Durch Teach-back, also das aktive Wiederholen des Gesagten mit eigenen Worten, kann geprüft werden, was wie genau verstanden wurde. Die Erfahrung zeigt außerdem, dass Personen mit einer SIE und sprachlichen Schwierigkeiten als Reaktion auf Entscheidungsfragen vornehmlich die letztgenannte Alternative wiederholen: »Möchtest du lieber Kaffee oder Tee?« – »Tee.« Häufig entnehmen

Personen mit einer SIE im Gespräch mehr Informationen aus dem situativen Kontext, als sie sprachlich erfassen können. Dies kann das Verständnis durchaus erleichtern, wie das folgende Beispiel zeigt:

BEISPIEL

> Susi Schnell, eine 35-jährige Frau mit leicht- bis mittelgradiger SIE, steht im Supermarkt vor einem Regal voller Flaschen, darüber das Schild »Spirituosen«. Nachdem sie den ersten Buchstaben mühsam identifiziert hat, platzt es aus ihr heraus: »Da steht: Schnaps.«

Ein derart pragmatisches Sprachverstehen darf nicht zu der pauschalen Aussage verleiten, eine Person verstehe in sprachlicher Hinsicht alles. Es zeigt aber sehr wohl die Relevanz für Gesprächspartner*innen, kontextuelle, nichtsprachliche Informationen sinnvoll einzusetzen und zu nutzen.

Personen mit einer SIE profitieren generell davon, wenn Begleiter*innen im Austausch verbale und nonverbale Brücken bauen. Diesbezüglich wurden zahlreiche Methoden und Techniken der Unterstützten Kommunikation (UK) entwickelt (Boenisch & Sachse 2019). Der professionelle Anspruch besteht auch im kommunikativen Austausch darin, trotz unterschiedlich ausgeprägter Sprachkompetenzen eine dialogische, gleichwürdige Beziehung zu erreichen.

ZUHÖREN Es scheint, als hätten manche Menschen mit einer SIE verlernt, sich sprachlich einzubringen. Vielleicht wurde ihnen aus falsch verstandener Fürsorge oder mangelnder Geduld das Wort immer wieder aus dem Mund genommen, vielleicht führten stigmatisierende und ausgrenzende Überzeugungen seitens des sozialen Umfelds dazu, dass sie gar nicht in Gespräche einbezogen wurden. Der personzentrierte Ansatz unterstreicht die Bedeutung von Ernstnehmen und Verstehen – und erhebt das Zuhören zur Königsdisziplin in der Begleitung.

Zuhören bedeutet vor allem, Ruhe auszustrahlen und Zeit zum Formulieren von Äußerungen zu geben, auch wenn das Sprechen nur mühsam gelingt. Nachfragen, auch mehrfaches, ist erlaubt. Tatsächlich bestätigen Menschen mit sprachlichen Beeinträchtigungen, dass sie wiederholtes Nachfragen weniger stört als vorgetäuschtes Verstehen oder vorschnelles Abnicken. Hilfreich ist eine Rückmeldung dahingehend, was man bereits verstanden hat und was noch nicht. Daher: Keine Skrupel vor genauem Nachfragen – schließlich signalisiert es, dass man die Mitteilung des Gegenübers wichtig nimmt und wirklich verstehen will.

Bei Personen mit schwergradigen Sprach- oder Sprechproblemen gilt es, sich feinfühlig auf die gesamtkörperliche Ausdrucksweise des Gegenübers einzustimmen, das heißt, auch nonverbale Signale – in Haltung, Körperspannung, Stimme, Atmung, Mimik und Gestik – wahrzunehmen und als kommunikative Signale zu deuten. Manche Personen nutzen darüber hinaus eine oft individualisierte Kommunikationshilfe, von der einfachen Bildtafel bis hin zum elektronischen Talker mit Sprachausgabe.

Vor einer stationären Behandlung sollte geklärt werden, welche Kommunikationshilfen ein*e Klient*in im häuslichen Umfeld bzw. im Wohnbereich tatsächlich nutzt. Diesbezügliche Hilfen sollten ab dem Aufnahmetag zur Verfügung stehen.

In der Begleitung sind wir aufgefordert, unsere Sprache an die verbalen Fähigkeiten einer Person mit einer SIE anzupassen, das heißt, Mitteilungen oder Fragen möglichst anschaulich und begreiflich zu machen. Aber Achtung: Äußerungen sollten inhaltlich und grammatisch stets korrekt bleiben. Regeln der sogenannten Leichten Sprache unterstützen das Verständnis, sie umfassen Normen für vereinfachte Sprache, Rechtschreibregeln sowie Empfehlungen zur Visualisierung (Netzwerk Leichte Sprache 2022). Seit 2025 gibt es eine Norm für

Leichte Sprache, sie lautet: DIN SPEC 33429. Zentrale Aspekte einer leicht verständlichen Sprache betreffen:

Inhalt: Sprechen über konkrete, alltagsrelevante Themen in der Lebenswelt des Gegenübers, Anknüpfen an dessen Interessen, Themenwechsel ankündigen (»So, jetzt haben wir lange über Fußball geplaudert. Nun will ich noch etwas anderes wissen: Was wollen Sie heute Abend essen?«).

Wortebene: Einfache, bekannte und konkrete Wörter benutzen (möglichst keine Fremdwörter oder abstrakten Begriffe), die Wortwahl des Gegenübers übernehmen. Schriftsprachlich werden zusammengesetzte Wörter getrennt (Kranken-Haus u. a.).

Satzebene: Kurze, positiv formulierte Sätze mit je einer Aussage; Verzicht auf komplexe Nebensätze, Passivsätze oder Verneinungen. Schriftsprachlich wird für jeden Satz eine neue Zeile verwendet.

Pragmatik: Verzicht auf bildhafte Redewendungen und Metaphern (»Da hat der Spaß ein Loch«), Verzicht auf nicht wörtlich zu nehmende, ironische Kommentare (»Na, das hast du ja wirklich mal wieder prima hingekriegt …«).

Prosodie: Gemäßigtes Sprechtempo mit jeweils kurzen Sprechpausen nach einzelnen Sinnelementen (nicht generell verlangsamt sprechen), wichtige Wörter durch Betonung hervorheben (nicht generell lauter oder überdeutlich sprechen).

Grafik: große Schrift, Groß- und Kleinbuchstaben, genug Abstand zwischen den Zeilen, viele Absätze und Überschriften, unterstützende Bilder bzw. Fotos.

BEISPIEL

»Ihre Mutter hat angerufen … heute Morgen … Sie hat gesagt: … ›Der Toni braucht saubere Wäsche.‹ … Sie kommt zu Besuch … am Samstag … und bringt frische Unterhosen … Strümpfe … und einen Schlafanzug … Die Mama kann nach dem Mittagessen kommen … oder am Abend … Was ist Ihnen lieber?«

Visualisierungshilfen können als nichtsprachliche Verständnishilfen eingesetzt werden. Dazu zählen sprachunterstützende Gesten und Gebärden, Bildmaterial, Schriftsprache sowie Gegenstände. Wenn Beeinträchtigungen in der Symbolisierungsfähigkeit dazu führen, dass eine Person alltägliche Objekte wie einen Löffel zwar adäquat verwendet, diese jedoch in Form zweidimensionaler Piktogramme nicht erkennt, sollten Fotos oder Realobjekte verwendet werden (so kann die Zahnbürste gezeigt werden, um auf die anstehende Abendpflege hinzuweisen).

Eigene Äußerungen sollten jeweils kurz gehalten werden, um dem Gegenüber bewusst Zeit einzuräumen, verbal oder nonverbal darauf zu reagieren. Zur Verständnissicherung sollten von Zeit zu Zeit Rückfragen gestellt werden, gegebenenfalls in Verbindung mit der Bitte, zu wiederholen, was verstanden wurde. Im Zweifelsfall hilft es, Entscheidungsfragen in veränderter Wortfolge zu wiederholen, um das Verständnis abzusichern.

Im Gespräch sollten stets Stifte und Papier bereitliegen. So können sämtliche Gesprächspartner*innen wichtige Inhalte in Wort oder Bild festhalten und sich im weiteren Verlauf darauf beziehen.

Mentalisieren: eine Art Generalschlüssel

In klinisch-psychiatrischen Kontexten wird Mentalisieren unabhängig von der psychiatrischen Diagnose als wesentlicher Wirkfaktor für psychische Gesundheit angesehen (Taubner u. a. 2019). Mentalisieren beschreibt die imaginative Fähigkeit, eigene und fremde geistige (mentale) Zustände so genau wie möglich zu erfassen bzw. zu mutmaßen. Dazu gehört das Bewusstsein, dass ein Verhalten stets mit Gefühlen, Absichten, Überzeugungen oder Plänen in Wechselwirkung steht. Mentalisieren bedeutet, die Wirkweise des eigenen Verhaltens oder des Verhaltens anderer durch Zuschreibung mentaler

Zustände besser zu verstehen. Mentale Zustände umfassen nicht nur kognitive Facetten (wie Überzeugungen, Fantasien oder Bewertungen), sondern auch motivationale Faktoren (Erwartungen, Wünsche, Bedürfnisse oder Absichten) sowie emotionale Komponenten (Gewahrsein von Gefühlen und Gestimmtheiten). Vereinfacht bedeutet Mentalisieren (Asen & Fonagy 2023):

- sich selbst von außen betrachten zu können (Wie wirke ich mutmaßlich auf andere?) sowie
- das Gegenüber von innen zu betrachten (Was denkt, fühlt, empfindet der oder die andere mutmaßlich und wie wirkt dies wiederum auf mich zurück?).

Die Mentalisierungsfähigkeit verbindet Kompetenzen wie Achtsamkeit, metakognitives Wissen bzw. Theory of Mind, Perspektivwechsel und Empathiefähigkeit. Betont wird eine Haltung wohlwollender Neugier und professionellen Nichtwissens: Schließlich können wir nicht sicher sein, wie wir auf andere wirken oder was unser Gegenüber gerade fühlt – wir können allenfalls Mutmaßungen anstellen.

In der Behandlung und Begleitung von Menschen mit einer SIE kann die Mentalisierungsfähigkeit von Bezugspersonen gewinnbringend sein. Sie zeigt sich darin, dass die Bezugsperson den aktuellen Zustand des Gegenübers zunächst in Form körperlicher Signale wahrnimmt und durch wohlwollendes Imitieren und Verbalisieren hervorhebt. Dazu werden Verknüpfungen zur mutmaßlichen mentalen Verfassung des Gegenübers hergestellt und innerhalb des Kontextes interpretiert – so, als würde man Denk- oder Sprechblasen über dem Kopf des anderen ausfüllen.

BEISPIEL

»Oh, was ist denn mit dir los, du bist ja richtig laut, deine Hand zittert. – Bist ganz aufgeregt. Kann es sein, dass du dich einsam fühlst? Hast du vielleicht Angst – dass wir dich vergessen haben?

> So ganz allein im Gruppenraum – ach, wie doof! – Wo sind denn bloß die anderen? Jetzt bin ich ja da. – Magst du mit mir kommen?«

Indem die äußere wie innere Verfassung des Gegenübers gespiegelt wird, fühlt sich die Person gesehen und verstanden. Dies trägt zur Affektregulation bei, selbst wenn zunächst keine Lösung für eine Problemlage in Sicht scheint. Durch wiederholte Lernerfahrungen werden die von außen zugeschriebenen Zustände nach und nach internalisiert. Diese mentalen Repräsentanzen bilden den Kern des psychologischen Selbst und die Basis für intrapersonelle Affektregulation sowie für die Weiterentwicklung der Persönlichkeit. Studien belegen günstige Auswirkungen der Mentalisierungsfähigkeit von Eltern auf kindliche Verhaltensauffälligkeiten. Außerdem konnte gezeigt werden, dass die Fähigkeit zum Mentalisieren auch bei Personen mit einer SIE prinzipiell möglich und trainierbar ist. Jenseits der Profession tun Mitarbeitende im Gesundheitswesen und in der Eingliederungshilfe daher gut daran, Kompetenzen zum Mentalisieren zu trainieren und in der Beziehungsgestaltung systematisch einzusetzen.

GEDULD Geduld und Zeit sind übergreifend wichtige Ressourcen für ein gelingendes Miteinander. Es liegt auf der Hand, dass Lern- und Entwicklungsschritte im Fall einer SIE ein Mehr an Zeit und Wiederholung erfordern. In der Kommunikation sind ein angepasstes Sprechtempo, Sprechpausen und Rückversicherungen unabdingbar, um Missverständnisse zu vermeiden. Nicht zuletzt sollten Kontakte genügend zeitlichen Spielraum für ein achtsames, sukzessives Annähern lassen, sodass sich Personen mit einer SIE in Ruhe und möglichst ohne Anspannung nicht nur auf die jeweilige Situation mit all ihren Sinnesreizen, sondern auch auf die Eigenart des Gegenübers einstellen können.

Themen mit Zündstoff

Egal, ob vor medizinischem, pflegerischem, pädagogischem oder psychotherapeutischem Hintergrund: Fachkräfte entscheiden sich in vielen Fällen sehr bewusst für die Arbeit mit Personen, die mit einer SIE oder einer mehrfachen Behinderung leben. Das Erleben von Andersartigkeit lädt in besonderer Weise dazu ein, sich mit grundlegenden Aspekten des Menschseins – gerade im Hinblick auf eine als vulnerabel bezeichnete Zielgruppe – auseinanderzusetzen. Dazu gehört die Anerkennung der rechtlichen Gleichheit ebenso wie die bedingungslose Wertschätzung menschlicher Existenz und Einzigartigkeit.

Von hoher Relevanz ist die Reflexion von Machtverhältnissen. Die Erfahrung zeigt, wie leicht das Machtungleichgewicht, das sich bei einseitigen Hilfebedarfen, fremdbestimmten Entscheidungen und wahrnehmbaren Abhängigkeiten einstellt, echte Begegnungen auf Augenhöhe erschweren kann. Humanistische Werte wie Anerkennung, Wertschätzung und Würde gelten als Leitplanken professionellen Handelns – im Gesundheitssystem ebenso wie in der Behindertenhilfe. Selbstbestimmung und Teilhabe stellen zentrale Dreh- und Angelpunkte dar, an denen sich Hilfe-, Teilhabe- oder Behandlungspläne auszurichten haben. So weit die Theorie, nachzulesen in Lehrbüchern, institutionellen Konzepten, Leitbildern und Selbstverpflichtungen. Die Praxis hält indes zahlreiche offenkundige oder subtile Herausforderungen für ein ethisch verantwortliches, gleichwürdiges Handeln bereit, von der sich weder Hilfs- noch Fachkräfte oder private Bezugspersonen gänzlich freisprechen können. Umso wichtiger ist eine kritisch-konstruktive Auseinandersetzung mit Themen, die durchaus Zündstoff in sich tragen.

Unstrittig ist der fachliche Anspruch, die eigenen Kompetenzen so einzubringen, dass für eine Person mit einer SIE ein Höchstmaß an

Lebensqualität und selbstständiger Lebensführung möglich wird. Es gilt die wohlwollende Annahme, dass das Handeln aller Personen, die – beruflich oder privat – in die Begleitung und Behandlung eines Menschen mit einer SIE involviert sind, von der Absicht geleitet ist, das Beste für die betreffende Person zu wollen und Schaden von ihr abzuwenden. Dies sollten sich alle Akteur*innen insbesondere dann in Erinnerung rufen, wenn diskrepante Ansichten und Ansätze in der Begleitung und Versorgung eine wertschätzende, konstruktive Zusammenarbeit gefährden.

Gewalt im Spiegel von Macht und Ohnmacht

Das Recht auf ein gewaltfreies und selbstbestimmtes Leben ist ein unveräußerliches Menschenrecht, es gilt gleichermaßen für Menschen mit und ohne eine intellektuelle Beeinträchtigung. Die Weltgesundheitsorganisation definiert Gewalt als »absichtliche Anwendung von körperlicher Gewalt oder Macht gegen sich selbst, eine andere Person, eine Gruppe oder eine Gemeinschaft, die (höchstwahrscheinlich) zu Verletzungen, Tod, psychischen Schäden, zu Fehlentwicklungen oder Deprivation führt« (WHO 2002, S. 5). Es gibt verschiedene Gewaltformen, darunter fallen auf *personeller* Ebene sowohl körperliche und psychische Gewalt als auch sexualisierte Gewalt, indem sexuelle Handlungen gegen den (mutmaßlichen) Willen der anderen Person ausgeführt werden. Gewalt wird auch durch *strukturelle,* das heißt gesellschaftliche oder institutionelle Rahmenbedingungen begünstigt. So werden das mangels Alternative erzwungene Leben in einer nicht selbst gewählten Wohngemeinschaft, aber ebenso eine überdauernd nicht bedarfsorientierte Begleitung bei eklatantem Personalmangel oder der oft automatisierte Übergang von der Förderschule in eine Werkstätte für Menschen mit Behinderung ungeachtet des individuellen Wunsch- und Wahlrechts durchaus als Formen struktureller Gewalt angesehen.

Das Erleben von Gewalt stellt ein brisantes und ebenso sensibles Thema in der Begleitung und Behandlung von Menschen mit einer SIE dar, denn hier klafft noch immer eine bedenklich große Lücke zwischen Anspruch und Realität (Sierck 2019). Zur Lebenswirklichkeit gehört, dass in Einrichtungen der Eingliederungshilfe und ebenso in der stationären Psychiatrie nicht nur für Nutzer*innen, sondern auch für Mitarbeitende ein erhöhtes Risiko besteht, von Gewalt betroffen zu sein. Nicht zuletzt kann es auch im häuslichen Milieu zu gewalttätigen Handlungen zwischen einer Person mit intellektueller Beeinträchtigung und ihren Bezugspersonen kommen.

Gewalt gegenüber Klientinnen und Klienten

Zahlreiche Handlungsansätze stellen den Schutz von Kient*innen in den Mittelpunkt und beziehen gewalttätige Handlungen auf Bezugspersonen, Assistenz- oder Fachkräfte. Das ist im Licht der UN-BRK richtig und wichtig: Die Konvention verpflichtet dazu, jegliche Form von Ausbeutung, Gewalt und Missbrauch gegenüber Menschen mit einer Behinderung zu verhindern. Dieser Verpflichtung haben alle Mitarbeitenden – in der Eingliederungshilfe ebenso wie im Gesundheitswesen – nachzukommen. Es muss sämtliche Hilfesysteme aufrütteln, dass der UN-Monitoring-Ausschuss den deutschen Staat auch im zweiten Staatenprüfverfahren wegen mangelnder Gewaltschutz-Maßnahmen gerügt hat (DIMR 2022).

Noch immer sind Menschen mit einer SIE – insbesondere Mädchen und Frauen – quer durch alle Altersstufen überproportional oft von Gewalt, Missbrauch und Zwangsmaßnahmen betroffen (MAGS 2021). Eine jüngere Studie weist darauf hin, wie leicht sich Formen struktureller und personeller Gewalt insbesondere in intensivbetreuten Wohnformen für Menschen mit einer SIE und herausforderndem Verhalten manifestieren (Markowetz u. a. 2025). Als Erklärungen werden der intensive Assistenzbedarf in Verbindung mit dem Erleben von Abhängigkeit und Fremdbestimmung, die »besondernde« Lebenswelt, die Häufung selbst- und fremdgefährdender Verhaltenskrisen, aber auch die Unkenntnis und Bagatellisierung von Gewaltformen seitens des Personals herangezogen. So werden gerade subtile Zwangsmaßnahmen wie Nötigen, Bevormunden, Drohen oder Sanktionieren vom Personal nicht in jedem Fall als solche wahrgenommen oder eingeordnet.

BEISPIEL

> Jochen Neumann, ein Patient mit leichtgradiger SIE, berichtet von seinem stationär-psychiatrischen Aufenthalt: »Die Mitarbeiterin hat mich verärgert. Die hat gesagt, vor neun darf ich nicht ins Bett, aber ich war müde. Die wollte immer, dass ich bis neun wach bleibe, aber das habe ich nicht geschafft, denn um acht ist meine Zeit, wo ich immer ins Bett gehe, im Heim mache ich das ja auch: Da nehme ich abends meine Tabletten, dann gehe ich um acht ins Bett. Ich habe dann zu ihr gesagt: ›Liebe Vroni, du kannst mich nicht zwingen, dass ich so lange aufbleibe.‹ Dann hat sie gesagt: ›Das kann ich schon.‹ Dann habe ich gesagt: ›Nein, ich bin ein erwachsener Mensch, ich bin schon sechzig. Und mit sechzig Jahren kann man doch wohl erwarten von einem Menschen, auch wenn er eine Behinderung hat, dass er sich durchsetzt.‹«

Für Personen mit einer SIE wird die Offenlegung eines Vorfalls oftmals erschwert durch die Erfahrung von Abhängigkeit, unzureichende kommunikative Ausdrucksmöglichkeiten oder das oft fehlende Wissen um die eigenen Rechte und Beschwerdemöglichkeiten. Auch Barrieren im Zugang zu Gewaltschutzstellen behindern die Suche nach Unterstützung und Rechtsschutz.

Gewalterfahrungen von Menschen mit einer SIE müssen ernst genommen werden: Sie begünstigen Verhaltens- und psychische Störungen und bergen bei existenzieller Bedrohung der körperlichen oder psychischen Integrität das Risiko einer Traumatisierung.

Wer in die Begleitung oder Behandlung von Menschen mit einer SIE involviert ist, sollte nicht nur für offensichtliche, sondern auch für subtile Formen struktureller, personeller oder sexualisierter Gewalt sensibilisiert sein. Hier ein paar ausgewählte Beispiele:

- (über-)regulierte Strukturen und Abläufe, die zwar den Vorstellungen seitens einer Fachkraft oder Institution entsprechen, nicht aber den individuellen Bedürfnissen und Wünschen (etwa standardisierte Abläufe bei der Körperpflege, feste Zubettgeh- oder Besuchszeiten, zugesperrter Kleiderschrank);
- fehlende Wahlmöglichkeiten zwischen akzeptablen Alternativen (Speisenauswahl, Körperpflege, Wohnform, berufliche Tätigkeit, Freizeitaktivitäten etc.);
- fehlender Einbezug in Entscheidungen, die die eigene Person betreffen;
- zu einer Unternehmung, einer Entscheidung oder einem Einverständnis drängen oder überreden (»Auch wenn du den Niko liebst: Er ist nicht gut für dich. Also halt dich lieber von ihm fern. Und lass die Zimmertür auf, wenn er dich besucht. Haben wir uns verstanden?«);
- persönlich relevante Informationen vorenthalten, wodurch eine freie, informierte Entscheidung, Zustimmung oder Lernerfahrung behindert wird;
- anspruchsvolle Ausdrucksweise (durch Fremdwörter, Fachbegriffe, lange Sätze, schnelles Sprechtempo), die das Verstehen seitens der Person mit intellektueller Beeinträchtigung mutmaßlich beeinträchtigt;
- verbale oder nonverbale Ausdrucksweisen der Person mit einer SIE ignorieren oder nicht ernst nehmen;
- erwachsene Personen mit einer SIE ungefragt duzen;
- in Gegenwart einer Person mit einer SIE mit anderen Personen über sie sprechen, als wäre sie nicht anwesend, oder die Person nicht (gleichberechtigt) durch Ansprache, Fragen oder zumindest Blickkontakt einbeziehen (etwa in der Visite);

- Körperpflege unter Missachtung persönlicher Schamgrenzen (Assistenz beim Toilettengang bei geöffneter Badtür).

Ausdrücklich betont werden soll an dieser Stelle, dass sich ein sanktionierendes, disziplinierendes Verhalten von Erwachsenen, wie es in Einrichtungen der Behindertenhilfe noch immer in erzieherischer Absicht hier und da praktiziert wird, verbietet – schließlich liegt jenseits der Volljährigkeit keinerlei Erziehungsauftrag mehr vor. Vielmehr verpflichtet der im BTHG festgeschriebene Grundsatz der Personenzentrierung Mitarbeitende in der Behindertenhilfe dazu, Maßnahmen vorrangig an den Bedürfnissen und Bedarfen der leistungsberechtigten Person auszurichten und nicht an eigenen Vorstellungen von *gut* oder *sinnvoll.* Autonomie und Selbstbestimmung – statt Fürsorge, Erziehung oder falsch verstandenem Schutzauftrag – sind ins Zentrum des eigenen Handelns zu rücken.

Tatsächlich umfasst dies auch das Recht und die Freiheit einer assistenzberechtigten Person, selbstverantwortlich Fehlentscheidungen zu treffen, Konsequenzen zu tragen und aus den Erfahrungen zu lernen. In diesem Licht verlangt das *Recht auf Nichtbehandlung* von klinisch Tätigen eine kritische Auseinandersetzung mit der Idee, eine Person zu ihrem (von außen zugeschriebenen) Glück zwingen zu können. Nötig sind vielmehr gesundheitsbezogene, an den kognitiven und sprachlichen Fertigkeiten ausgerichtete Bildungsangebote für Menschen mit einer SIE, mit denen die individuelle Gesundheitskompetenz gefördert und informierte Entscheidungen im Behandlungsprozess ermöglicht werden.

Eine stationäre Behandlung sollte – sofern es sich nicht um einen medizinischen Notfall handelt – nicht gegen den Willen einer Person mit einer SIE erzwungen werden. Macht ein*e Patient*in wiederholt deutlich, die stationär-psychiatrische Maßnahme beenden zu wollen, sollte eine Entlassung veranlasst und eine Wiederaufnahme je nach Problemlage in Aussicht gestellt werden.

Eine Null-Toleranz-Haltung gegenüber Gewalt bedeutet zunächst eine Bewusstseinsbildung über Menschenrechte sowie Formen und Hintergründe von Gewalt in der Behindertenhilfe oder Psychiatrie. Gewaltpräventiv wirkt eine professionelle Haltung, die die Würde, Gleichberechtigung und Selbstbestimmung einer Person mit einer SIE im täglichen Miteinander achtet. Multiprofessionelle Teams sollten es sich zur Regel machen, strukturelle und personelle Faktoren zu analysieren, die das Erleben von Fremdbestimmung, Abhängigkeit, Diskriminierung und Ohnmacht im beruflichen Alltag begünstigen. Erforderlich ist eine kritische und gleichzeitig lösungsorientierte Auseinandersetzung mit Risiken, Andeutungen und Geschehnissen. Das institutionelle Gewaltschutzkonzept muss jeder Kollegin und jedem Kollegen bekannt sein. Darüber hinaus sollte die Teilnahme an Fortbildungen zur Gewaltprävention und Deeskalation verpflichtend sein, zum Beispiel:

- ProDeMa: Professionelles Deeskalationsmanagement (https://prodema-online.de)
- DEKIM: Deeskalation und Krisenintervention bei Intelligenzminderung (https://fobiport.de)
- Studio 3: Low-Arousal-Ansatz (https://www.studio3.org; https://www.autea.de/fortbildung)

Auf gesellschaftlicher Ebene wird ein Strukturwandel derart gefordert, dass exkludierende Sondereinrichtungen mit ungleichen Machtverhältnissen und gewaltförderlichen Strukturen kontinuierlich abgebaut werden. Gleichzeitig muss der Aufbau selbstbestimmter, teilhabeorientierter Wohn- und Beschäftigungskonzepte weiter vorangetrieben werden (DIMR 2022).

Gewalt gegenüber Mitarbeitenden oder Angehörigen

Zum Gesamtbild gehört auch die Tatsache, dass sich Beschäftigte in der Eingliederungshilfe oder im Gesundheitswesen ebenso wie manche Angehörige mit gewalttätigen Handlungen durch Personen mit einer SIE konfrontiert sehen. Besonders erschütternd und verstörend mag die Erfahrung sein, dass es selbst in Situationen, in denen weder ein unmittelbarer Auslöser noch ein eigenes gewaltförderliches Verhalten identifiziert werden kann, zu aggressivem Verhalten gegen die eigene Person kommen kann. Nicht jeder Auslöser kann verhindert, nicht jede Ursache eindeutig geklärt werden. Unter Umständen lassen sich aggressive Verhaltensweisen erst lebensgeschichtlich im Sinne erlernter, automatisierter Verhaltensmuster begreifen.

Unerwartet heftiges bzw. aggressives Verhalten des Gegenübers (etwa in Form von körperlichen Attacken, Beleidigungen, Bloßstellungen, Verweigerungsverhalten oder gravierenden Regelverletzungen) triggern starke Affekte wie Angst, Wut oder Frustration. Das Verhalten wird im Bruchteil einer Sekunde als bedrohlich eingestuft. Fast automatisiert kann sich – auch bei erfahrenen Fachkräften bzw. Bezugspersonen – die gedankliche Überzeugung anknüpfen, überfordert, hilflos oder machtlos zu sein. Die physiologische Stressantwort besteht dann in einer Aktivierung evolutionär uralter Hirnstrukturen, die auf Angriff- oder Fluchtverhalten spezialisiert sind und körperliche und vegetative Prozesse in Gang setzen, die dem eigenen Überleben und der Integrität dienen. Das erklärt, warum Menschen in bedrohlichen Situationen oftmals impulsiv, intuitiv und hochautomatisiert in Form von Verhaltensweisen reagieren, die dem Bedürfnis nach Kontrolle und (Selbst-)Schutz entspringen und geeignet erscheinen, die erlebte Angst oder Ohnmacht abzuwenden und das Selbstwertgefühl wiederherzustellen. Die Unangemessenheit impulsiver Reaktionen wird oftmals erst im Nachhinein bei hinreichender Selbstreflexivität erkannt.

Riskant sind (Überschuss-)Handlungen, die mit einer reaktiven Machtdemonstration einhergehen, auch dahingehend, dass sie beim Gegenüber das Erleben von Einschüchterung und Ohnmacht begünstigen bzw. verstärken. Es liegt nahe, dass Personen mit einer SIE, die ihr Gegenüber als übermächtig wahrnehmen, in vergleichbarer Weise Angst, Frustration oder Wut spüren. Das Erleben von Unterlegenheit und Ablehnung kann dann Überzeugungen nähren, als Mensch nicht richtig, nicht gut genug oder nicht liebenswert zu sein. Wiederholte Erfahrungen von Unterlegenheit, Minderwertigkeit oder Machtlosigkeit begünstigen wiederum aggressives Verhalten. Auf diese Weise werden Gewaltspiralen oft innerhalb kürzester Zeit – und ganz ohne Absicht oder Bewusstheit – durch ein wechselseitiges Muster von Macht und Ohnmacht befeuert.

BEISPIEL

> Der Heimmitarbeiter Steffen Becker berichtet: »Als der Kollege den Erik informiert hat, dass er seinen Vater nach der Brotzeit im Stüberl treffen kann, ist Erik ausgerastet und hat den Kollegen wüst beschimpft mit ›Du Arschloch, du Drecksau‹. Da hat der Kollege Erik auf sein Zimmer geschickt und gemeint, die Brotzeit sei damit vorbei. Doch Brotzeit beinhaltet Kaffee, und der ist Erik sehr wichtig. Da wollte er dann auf den Kollegen losgehen, und es war nur Glück, dass ein anderer Kollege gerade danebenstand und die ihn zu zweit in den Haltegriff genommen und dann in den Time-out-Raum gebracht haben.«

RESIGNATION Häufig zeigen sich bei Klient*innen jedoch auch resignative Verhaltensweisen, etwa unterwürfige Anpassung, vorauseilender Gehorsam oder generelle Rückzugstendenzen. In Entscheidungssituationen wirken die Betreffenden dann oft angenehm anspruchslos. Auch die typische Zustimmungstendenz von Menschen mit einer SIE lässt sich im Kontext wiederholter Erfahrungen von Abhängigkeit, Unterlegenheit und fehlender Selbstwirksamkeit verstehen. Die Außenwirkung als »gut angepasste« oder »überaus pflegeleichte« Person sollte aufmerksam machen, da sie über verpasste Entwicklungschancen im Hinblick auf Selbstbestimmung und Autonomie hinwegtäuschen kann. Hilfeleistungen sollten stattdessen Lernfelder eröffnen, in denen Menschen mit einer SIE – ohne Sanktionen befürchten zu müssen – eine konträre Meinung äußern, einen Vorschlag ablehnen oder eigensinnige Vorstellungen von einem guten Leben verwirklichen können.

Für berufliche wie auch private Akteur*innen geht es im Kern darum, die eigene Selbstwirksamkeit und Handlungsfähigkeit auch in krisenhaften Situationen auf beziehungsfreundliche Weise aufrechtzuerhalten. Das erfordert die professionelle Haltung, wie ein Fels in der Brandung das stürmische Verhalten einer aufgebrachten Person akzeptierend, zugewandt und verständnisvoll auszuhalten (Bartelt 2021). Zwar darf das gewalttätige Verhalten einer Klientin oder eines Klienten keinesfalls toleriert werden, doch trägt eine wertfreie Akzeptanz der zugrunde liegenden Gefühle und Bedürfnisse entscheidend dazu bei, sich verbunden zu fühlen. Dies unterstützt eine professionelle Beziehungsgestaltung, die durch Zuwendung und Nähe statt durch Ablehnung und Distanzierung gekennzeichnet ist – auch dann, wenn ein Bedürfnis nicht befriedigt werden kann.

Förderlich für Mitarbeitende und Angehörige sind emotionale Kompetenzen, mit denen starke Affekte auf sozialverträgliche, professionelle Weise bewältigt werden können, ohne selbst gewalttätig zu werden. Wer eigene Gefühle von Ohnmacht selbstmitfühlend akzeptiert und sich anderen gegenüber zu öffnen vermag, überwindet Scham, Schuld und Hilflosigkeit durch Selbstwirksamkeit (Knuf 2020). In der Supervision oder der Angehörigenberatung können Gewaltvorfälle gleichermaßen selbstkritisch wie mitfühlend analysiert und alternative Handlungsstrategien entwickelt werden. Das Erleben kollegialer Unterstützung sowie der Rückhalt durch Vorgesetzte im Schadensfall sind wichtige Pfeiler der Gewaltprävention und -aufarbeitung. In die Nachsorge von Gewaltvorkommnissen sollten alle unmittelbar und indirekt Beteiligten einbezogen werden, darüber hinaus ist die Vernetzung mit (unabhängigen) Beratungs- und Beschwerdestellen hilfreich.

Alle Personen, die in die Begleitung und Behandlung einbezogen sind, sollten – mit Unterstützung durch ihre Leitungskräfte – angehalten werden, eine Kultur der Achtsamkeit gegenüber jeglichen Formen struktureller und personeller (körperlicher, psychischer, sexualisierter) Gewalt zu entwickeln. Je besser es gelingt, Gewaltvorkommnisse auf konstruktive, lösungsorientierte Weise aufzuarbeiten, ohne dass einzelne Personen oder Hilfesysteme an den Pranger gestellt werden, umso weniger setzen sich Macht-Ohnmacht-Spiralen auf anderen Ebenen fort. Da Gewaltvorkommnisse immer auch ein Lackmustest für den Teamzusammenhalt sind, ist eine wohlwollende, konstruktive und supportive Fehlerkultur von entscheidender Bedeutung für die Zusammenarbeit.

Freiheitsentziehende Maßnahmen

Trotz radikaler Ablehnung seitens der UN-BRK sind freiheitsentziehende Maßnahmen (FEM) im deutschen Recht als letztes Mittel der Wahl – mit Einschränkungen und Auflagen – weiterhin zugelassen. Sie sollen in absoluten Ausnahmesituationen die Sicherheit der betreffenden Person oder bei rechtlicher Grundlage (Psychisch-Kranken-Gesetze der Länder) auch den Schutz Dritter gewährleisten. Als FEM gelten beispielsweise Zimmereinschluss, Zwangseinweisung, verschiedenartige Fixierungen oder Fäustlinge zur Einschränkung der Handgreiflichkeit. Auch sedierende Medikamente, die mit der Absicht eingesetzt werden, die Handlungs- oder Bewegungsfähigkeit einzuschränken, gelten als FEM. Der Einsatz von FEM bedarf grundsätzlich einer richterlichen Genehmigung.

Auch wenn das Thema »Gewaltschutz in der Behindertenhilfe« zunehmend mehr Aufmerksamkeit erfährt, geben Erfahrungsberichte

Anlass zur Sorge, dass der Einsatz von FEM nicht auf absolute Ausnahmesituationen beschränkt bleibt, sondern in manchen Einzelfällen oder Teams über die Zeit in eine unreflektierte Alltagsroutine übergeht. Jeder Einsatz von FEM erfordert daher eine ethisch-reflexive Aufarbeitung im Team, geleitet von der Fragestellung, auf welches unerfüllte Bedürfnis das eingegrenzte Verhalten hinweisen könnte, welche Kontextanpassungen vorzunehmen sind und auf welche weniger einschränkenden Maßnahmen sich das Team in Zukunft bei vergleichbaren Verhaltensweisen verständigen kann.

Zusammenarbeit mit Angehörigen

Angehörige von Menschen mit einer SIE wollen grundsätzlich das Beste für ihr Kind, ihren Bruder oder ihre Schwester. Davon sollten wir im Hinblick auf eine gelingende Zusammenarbeit zunächst einmal ausgehen – selbst wenn wir nicht jede ihrer Vorstellungen oder Vorgehensweisen nachvollziehen oder gutheißen.

Über viele Jahre hinweg haben Familienmitglieder eine enge und vielschichtige Beziehung aufgebaut und dabei ihre ganz eigene Form des Miteinanders entwickelt. Geprägt wurde dieses Zusammenspiel sowohl durch die Auseinandersetzung mit der jeweiligen Beeinträchtigung als auch durch vielfältige Erfahrungen im Kontakt mit unterschiedlichen Unterstützungssystemen. Durch die lange Zeit der Begleitung, Erziehung, Pflege und Förderung verfügen Eltern über ein reichhaltiges Erfahrungswissen im Umgang mit ihrem Nachwuchs und dessen Beeinträchtigungen. Nicht selten erleben sie sich selbst dabei als unverzichtbare, engste Vertraute. Im Verlauf haben sie zudem durch Beratungsgespräche, Behandlungen und Fachliteratur ein umfassendes Wissen erworben.

In der Zusammenarbeit mit Familien sollten das überdauernde Engagement und die besondere Expertise von Angehörigen gesehen und gewürdigt werden.

Eine intellektuelle Beeinträchtigung mitsamt den erlebten Begrenzungen und Hürden bringt es mit sich, dass sich ein Großteil der Angehörigen überdauernd – sprich: lebenslang – für das Wohlergehen der betreffenden Person verantwortlich fühlt. In der Mehrzahl sind Angehörige zudem als rechtliche Betreuer*innen eingesetzt und dann auch juristisch für wichtige Entscheidungen innerhalb definierter Aufgabenkreise verantwortlich.

BEISPIEL

Ina Kovac, Mutter eines 42-jährigen Sohnes mit mittelgradiger SIE, erklärt: »Unsere Einstellung ist, dass wir für unser Kind da sind. Wir haben keine Zeit für uns und ich will auch gar keine Zeit für mich – ich will für mein Kind da sein, solange ich lebe. Aber was passiert, wenn wir nicht mehr da sind? Solange ich da bin, kämpfe ich. Aber wer kämpft danach?«

Aus systemischer Sicht ist das Konzept der Autopoiese gewinnbringend für die Zusammenarbeit mit Familien und anderen Hilfesystemen. Autopoiese beschreibt das Prinzip, nach dem sich Systeme mithilfe eigener Regeln und Strukturen selbst organisieren, erhalten und ebenso von der Umwelt abgrenzen. Das heißt: Jedes soziale System funktioniert nach einer systemimmanenten Handlungslogik, die von außen nur bedingt einsehbar, nachvollziehbar und beeinflussbar ist. Daraus resultieren zwei Einsichten. Erstens: Menschen tun nur, was ihrer Eigenlogik entspricht. Und zweitens: Systeme sind von außen nur bedingt kontrollier- oder lenkbar, können aber sehr wohl aus sich selbst heraus Veränderungen anstoßen.

Dies macht erklärbar, warum manche Klient*innen, Angehörige oder berufliche Akteur*innen nicht das tun, was man ihnen sagt

– egal, wie oft man es ihnen mit den vermeintlichen Engelszungen predigt. Motivation für Veränderung sollte von innen heraus angestoßen werden. Sie lässt sich in jedem Fall durch offene, verständnisvolle Fragen klären. Sie lässt sich auch gut mittels gezielter Techniken unterstützen – sofern vorab das bedingungsfreie Einverständnis eingeholt wurde. Therapeutische Angebote gegen den Willen von Klient*innen und engen Bezugspersonen bergen hingegen das Risiko, ins Leere zu laufen oder den Widerstand des Gegenübers zu forcieren. Das kann bei Mitarbeitenden den Eindruck eigener Hilflosigkeit oder auch von Undankbarkeit des Gegenübers erwecken und die Zusammenarbeit unnötig belasten. Systemische Psychotherapeut*innen beherzigen den Grundsatz einer Dienstleistungsphilosophie und halten sich zurück mit Angeboten und Maßnahmen, für die es keinen expliziten Auftrag gibt.

Mehr Anerkennung, weniger Belehrung

Fasst man die Lebenssituation der Angehörigen zusammen, wird verständlich, warum sich viele als belastet erleben. Ebenso nachvollziehbar ist der Wunsch beruflicher Unterstützer*innen, Eltern zu entlasten – etwa indem sie ermutigt werden, ihren Nachwuchs loszulassen, wenn er in einer Wohneinrichtung lebt, oder indem Klinikmitarbeitende Angehörige beruhigen wollen, nicht täglich zu Besuch kommen zu müssen. Dahinter steckt oft die Hoffnung, die Eltern könnten sich nun, da ihr Kind gut versorgt ist, wieder stärker eigenen Bedürfnissen und Interessen zuwenden. Doch wenn das Kümmern über viele Jahre hinweg zur festen Alltagsroutine geworden ist, entstehen gerade für Mütter nicht selten schmerzhafte Leerstellen. Sie sehen sich vor die Herausforderung gestellt, ihr Berufs- und Privatleben neu zu organisieren. Hinzu kommt, dass manche Eltern sich schuldig fühlen, ihr Kind »im Stich« zu lassen.

Jede Form angebotener Hilfe und Unterstützung kann – so gut die Absichten auch sein mögen – bei Angehörigen den Eindruck erwecken, überflüssig, inkompetent oder gar hilflos zu sein. Auch psychoedukative Angebote bergen, sofern sie familiäre Anliegen, Kompetenzen und Erfahrungen außer Acht lassen, die Gefahr, zu suggerieren, dass Angehörige im Sinne von »Laien« erst durch sogenannte »Profis« befähigt werden müssten, angemessen mit ihrem Familienmitglied umzugehen. Eine echte Zusammenarbeit auf Augenhöhe bedeutet indes, die eigene fachliche Expertise nicht über die Erfahrungsexpertise der Angehörigen zu stellen. Vielmehr sollten die verschiedenen Kenntnisse und multiperspektivischen Erfahrungen im Hilfesystem gleichwertig zusammengeführt und als gemeinsame Grundlage für das weitere Vorgehen genutzt werden.

Mitunter wünschen sich Fachkräfte, dass sich Eltern weniger stark in ihre Arbeit einmischen. Besonders Mütter und Väter, die die Versorgung ihres Kindes misstrauisch beäugen, Betreuungspersonen ungefragt Ratschläge erteilen, Abläufe kritisch hinterfragen und Missstände offen benennen, gelten schnell als »schwierige Eltern«. Dies erhöht jedoch das Risiko, dass Gespräche in gegenseitigen Vorwürfen, Rechtfertigungen oder Beschwichtigungen münden – oder dass der Kontakt gänzlich gemieden wird. Hilfreich ist auch hier, das große Engagement der Eltern anzuerkennen und ihren Ideen mit Offenheit und Verständnis zu begegnen. Ein konstruktiver Umgang mit Kritik bedeutet, auch kritische Einwände danach zu beurteilen, inwiefern sie zum Wohlbefinden der Klientin oder des Klienten beitragen oder zumindest die Not der Eltern verstehbar machen.

BEISPIEL

Die Heimmitarbeiterin Melanie Bauer berichtet über ein ehemals als »schwierig« tituliertes Elternpaar:

»Wir besprechen die Problematiken nun konsequent mit den Eltern. Wenn irgendein Problem besteht, ruft man die Eltern an und sagt: ›Das und das liegt vor. Was habt denn ihr sonst gemacht? Kennt ihr das schon?‹ Also, wir fragen die Eltern nach ihren Erfahrungen. Wir wollen sie quasi mitnehmen, sie als Fachleute einbeziehen und auf deren Vorschläge eingehen, wo es möglich ist. Man versteht auch oft Situationen mit dem Bewohner besser, wenn man weiß, wie es daheim läuft. Das ist das, was uns am meisten hilft.«

Nicht immer äußern Eltern offen Kritik an der Versorgung ihres Kindes, selbst wenn sie mit der Einrichtung, der Betreuung oder der Zusammenarbeit unzufrieden sind. So berichten Angehörige, dass sie ihren Ärger zum Teil stillschweigend »hinunterschlucken«, um einen Therapie- oder Heimplatz nicht zu gefährden. Das Unterdrücken von Unverständnis, Frustration oder Ängsten belastet jedoch die Zusammenarbeit. Ein gezieltes Ansprechen dieses Dilemmas, verbunden mit einer akzeptierenden Haltung und der Einladung, auch unangenehme Themen zu behandeln, kann Missverständnisse und Konflikte auflösen und die Zusammenarbeit vertiefen. Besondere Wirkung entfalten dabei paradoxe Fragen aus dem systemischen Methodenkoffer, die gänzlich ohne Ironie, vielmehr wohlwollend im Hinblick auf eine ehrliche Kooperation gestellt werden, etwa: »Angenommen, ich wollte es mir mit Ihnen verscherzen, was müsste ich sagen, tun oder unterlassen? Wie könnten wir unsere Zusammenarbeit absichtlich zum Scheitern bringen? Was müssten wir tun, um Ihre Unzufriedenheit mit unserer Arbeit zu vergrößern?«

Fachleute sollten Eltern in ihren Sorgen und Nöten ernst nehmen und diese im Kontext biografischer Erfahrungen verstehbar machen – auch dann, wenn elterliches Verhalten aus eigener Sicht unangemessen oder übertrieben erscheint. Dafür ist manchmal eine Portion Gelassenheit nötig.

Bezogene Individuation

Inwieweit kann man bei überdauerndem Unterstützungsbedarf überhaupt von einem gegenseitigen »Loslassen« oder von einer »Ablösung« von Eltern und Kindern sprechen? Das von Helm Stierlin (1980) erweiterte Konzept der bezogenen Individuation betrachtet die Autonomieentwicklung von Heranwachsenden unter systemischen Gesichtspunkten. Im Verlauf der Entwicklung wird der Individuationsprozess durch die zunehmende Ausweitung des Erlebens- und Beziehungsraums sowie durch das Bewusstwerden der Grenzen zwischen eigenem und fremdem Erleben gefördert. Dies führt zu Veränderungen in der Qualität familiärer Beziehungen – ein Ende der Beziehungen bedeutet dieser Prozess jedoch nicht. In sozialen Systemen wirken vielmehr beide Motive dauerhaft und einflussreich: das Streben nach Verselbstständigung ebenso wie das Bedürfnis nach Bezogenheit. Eine Zunahme an Autonomie ist daher nicht gleichzusetzen mit dem Aufgeben oder Loslassen wesentlicher sozialer Bindungen, sondern erfordert vielmehr eine immer wieder neue Anpassung familiärer Interaktionsmuster.

Eltern eines behinderten Kindes bleiben auch für ihren erwachsenen Nachwuchs in vielen Fällen präsent und unterstützend. Gleichzeitig sind sie aufgefordert, ihrem Sohn oder ihrer Tochter eigene Wahrnehmungen, Gefühle, Bedürfnisse und Wünsche zuzugestehen und gegenseitige Grenzen zu respektieren. Autonomieentwicklung bedeutet also nicht zwingend eine Ablösung im wörtlichen Sinn, sie erfordert vielmehr qualitative Veränderungen innerhalb familiärer Bindungen. Dazu gehört das gemeinsame Aushandeln entwicklungsangemessener Rollen, Rechte und Pflichten sowie von Bedürfnissen nach Nähe und Distanz. In diesem Prozess können psychiatrisch Tätige unter Umständen eine wichtige moderierende Funktion übernehmen.

Familien stärken

Eine ressourcen- und lösungsorientierte Haltung erweist sich auch in der Zusammenarbeit mit Angehörigen als überaus wertvoll (Retzlaff 2010). Andernfalls besteht die Gefahr, dass bei der Analyse von Problemen schnell die Schuldfrage in den Vordergrund rückt und sich beide Seiten gegenseitig Versagen vorwerfen. Für eine konstruktive Bewältigung von Herausforderungen ist es daher wichtig, die Kompetenzen, Stärken und Lösungsansätze der Angehörigen systematisch einzubeziehen. Hierfür können folgende Fragen hilfreich sein:

- Wie ist es Ihnen über die Jahre gelungen, nicht aufzugeben? Was haben Sie alles geschafft – auch wenn es zunächst nicht danach aussah? Wie konnten Sie immer wieder Kräfte mobilisieren?
- Was haben Sie schon alles versucht, um das aktuelle Problem in den Griff zu kriegen, was davon ging in die richtige Richtung? Was hat früher in solchen oder ähnlichen Situationen geholfen?
- Welche Probleme haben Sie bislang schon gelöst? Welche Menschen und welche Aktivitäten waren bereits bzw. könnten unterstützend für Sie sein?
- Wie gelingt es Ihnen, trotz allem ein zufriedenstellendes Leben zu führen?

Ein derart wertschätzender Umgang mit Angehörigen, verbunden mit der systematischen Aktivierung sämtlicher verfügbarer Ressourcen, vertieft die Zusammenarbeit und kommt dem Wohlbefinden der Person mit einer SIE zugute. Gleichwohl darf eine wertschätzende Haltung nicht zu überzuckerter Schönfärberei verleiten, mit der die erfahrenen Benachteiligungen und das wahrgenommene Leid überdeckt oder missachtet werden (Hennicke 2021).

Stress und Burn-out

Seit Jahren belegen Statistiken, dass Angehörige psychosozialer Berufe überdurchschnittlich häufig von psychischen Erkrankungen wie Depression bzw. Burn-out betroffen sind. Zu den zentralen Ursachen zählen hohe Arbeitsanforderungen, die vermehrte Konfrontation mit herausforderndem Verhalten, eine starke Verantwortungsübernahme für die Person mit Beeinträchtigung sowie belastende Arbeitsbedingungen. Dieser Trend wird durch den bestehenden Fachkräftemangel weiter verschärft. Personalnot und -fluktuation stellen für viele Einrichtungen der Behindertenhilfe und Kliniken mittlerweile eine der größten institutionellen Herausforderungen dar. In Zeiten erhöhter Krankheits- und Urlaubsquoten sind in Wohneinrichtungen Schichten teils nur noch mit einer einzelnen (Fach-)Kraft besetzt. Fehlen qualifizierte Mitarbeitende oder werden Lücken durch ungelernte Hilfskräfte oder Kolleg*innen aus Zeitarbeitsfirmen geschlossen, drohen eine sinkende Qualität und Kontinuität in der Betreuung und Behandlung. Dies geht einher mit einem Anstieg an Verhaltensstörungen und einer sukzessiven Verschlechterung des Teamklimas.

Pädagogische und therapeutische Berufsgruppen beklagen, dass fachliche Ansprüche an manchen Tagen hinter einer auf das Mindestmaß reduzierten Versorgung – im Sinne von »satt, sauber und sicher« – zurücktreten müssen. In Supervisionen wird deutlich, wie schnell die eigenen Vorstellungen von Professionalität an strukturellen Barrieren scheitern und in kollektive Frustration münden können. Um die Selbstwirksamkeit von Teams auch in Zeiten hoher Belastung zu bewahren und den Teamzusammenhalt zu stärken, können Überlegungen hinsichtlich der »zweitbesten Lösung« hilfreich sein: »Wenn unsere Wunschvorstellung gerade nicht umsetzbar ist, was wäre unter den gegebenen Umständen die zweitbeste Lösung, mit der wir dennoch zufrieden nach Hause gehen können?« Die

Frage appelliert daran, die Grenzen des Machbaren – insbesondere jene außerhalb des eigenen Einflussbereichs – zu akzeptieren.

Ebenfalls von zentraler Bedeutung ist ein selbstmitfühlender Umgang bei Stress sowie die Anwendung individuell geeigneter Strategien zur Stressregulation und Selbstfürsorge. Während für die einen das Radfahren nach Feierabend wohltuend ist, finden andere Ausgleich im Yogakurs, im Chor oder beim Handarbeiten. Auch Übungen zur Stressreduktion, in den Berufsalltag eingeflochten, können spürbare Wirkung entfalten. Das Konzept der achtsamkeitsbasierten Stressreduktion (Kabat-Zinn 2019) bietet hierfür vielfältige Praktiken. Dabei wird der eigene mentale Zustand bewusst wahrgenommen und wertfrei anerkannt – ohne unmittelbar darauf zu reagieren. Unterschieden werden formelle Übungen von informellen Praktiken, die sich in alltägliche Handlungen integrieren lassen. Zahlreiche Studien belegen positive Effekte auf die körperliche und psychische Gesundheit. Ermutigend ist die Erkenntnis, dass achtsamkeitsbasierte Trainings für Betreuungspersonen von Menschen mit einer SIE nicht nur deren eigene Gesundheit und Belastbarkeit fördern, sondern zugleich die Häufigkeit herausfordernden Verhaltens und den Einsatz von Psychopharmaka aufseiten von Klient*innen signifikant verringern.

Dennoch ist Achtung geboten: Schließlich darf die Stärkung psychischer Widerstandskräfte keinesfalls dazu führen, strukturelle und personelle Mängel in der Begleitung von Menschen mit intellektuellen Beeinträchtigungen auf längere Sicht widerstandslos hinzunehmen.

Die Fähigkeit zur Stressregulation seitens der Mitarbeitenden ist ein wichtiger Bestandteil in der professionellen Begleitung. Viele Menschen mit einer SIE reagieren auf erlebte Spannungen mit Verhaltensauffälligkeiten. Mitarbeitende, die Modellfunktion in der Stressbewältigung übernehmen, tragen mit ihrem Verhalten dazu bei, herausforderndes Verhalten zu vermeiden.

Einsatz von Psychopharmaka

Die Polypharmazie bei Menschen mit einer SIE stellt eines der gravierendsten und zugleich am häufigsten übersehenen Probleme der modernen Psychiatrie dar. Die Personengruppe ist in besonderem Maße der Gefahr einer exzessiven und oft ungerechtfertigten Medikamentengabe ausgesetzt. Besonders kritisch zu bewerten ist, dass sich zahlreiche Psychopharmaka-Verordnungen in diesem Kontext allein auf die vage Diagnose »Problemverhalten« stützen, ohne dass eine spezifische psychiatrische Erkrankung vorliegt.

Eine derartige Verschreibungspraxis degradiert die Medikamentengabe zu einem Instrument der Verhaltenskontrolle, anstatt sie als eine gezielte medizinische Intervention zu begreifen. Die Polypharmazie wird dabei häufig durch unzureichende personelle Ressourcen in Betreuungseinrichtungen und den Mangel an alternativen Interventionsstrategien vorangetrieben, wobei Medikamente als »letzter Ausweg« oder schnelle Lösung (»quick fix«) von Betreuungspersonen nachdrücklich eingefordert werden.

Die Risiken der Polypharmazie potenzieren sich bei Menschen mit einer SIE exponentiell: Das Risiko unerwünschter Arzneimittelereignisse steigt mit der Anzahl der verwendeten Präparate. Aufgrund ihrer erhöhten Vulnerabilität für pharmakokinetische und pharmakodynamische Veränderungen sind Patient*innen besonders anfällig für schwerwiegende Komplikationen wie Bewegungsstörungen, Diabetes, kardiovaskuläre Ereignisse und kognitive Verschlechterung. Die Tatsache, dass viele Personen mit einer SIE Nebenwirkungen nicht adäquat kommunizieren können, führt zu einer gefährlichen Unterschätzung der Risiken und einem Mangel an angemessenem Monitoring.

Ethisch besonders verwerflich ist die mangelnde Einbeziehung der Betroffenen in Behandlungsentscheidungen sowie die unzureichende Aufklärung über Risiken und Alternativen. Die häufig praktizierte Langzeitmedikation ohne regelmäßige Überprüfung der

Indikation verstößt gegen grundlegende Prinzipien einer evidenzbasierten und patientenzentrierten Medizin. Diese Entwicklung erfordert dringend eine fundamentale Neuorientierung hin zu strukturierten Deprescribing-Programmen (kontrollierte Absetzung), regelmäßigen Medikamentenreviews und der prioritären Implementierung nichtpharmakologischer Interventionen.

Die Psychopharmakotherapie bei Menschen mit einer SIE erfordert einen hochspezialisierten Ansatz, der über die standardisierte Behandlung neurotypischer Patient*innen hinausgeht. Internationale Leitlinien betonen einheitlich die Notwendigkeit einer patientenzentrierten, evidenzbasierten und ethisch fundierten Herangehensweise. Die im Folgenden dargestellten Grundsätze basieren auf etablierten internationalen Leitlinien und spiegeln den aktuellen Konsens der wissenschaftlichen Gemeinschaft wider (NICE 2015/2016; AWMF-S2 2014; Royal Collage of Psychiatrists 2016; Canadian Consensus Guidelines 2011; WPA 2005). Sie bilden die Grundlage für eine verantwortungsvolle und qualitativ hochwertige Psychopharmakotherapie bei dieser besonders verletzlichen Personengruppe.

PATIENTENZENTRIERTE VERORDNUNG Eine erfolgreiche Psychopharmakotherapie bei Menschen mit einer SIE beginnt mit einer umfassenden Diagnostik und einer individualisierten Indikationsstellung. Die patientenzentrierte Verordnung stellt die Bedürfnisse, Werte und den spezifischen Kontext des Patienten bzw. der Patientin in den Mittelpunkt der therapeutischen Entscheidungsfindung. Vor jeder Behandlung muss eine gründliche Evaluation erfolgen, die sowohl die intellektuellen Einschränkungen als auch mögliche komorbide psychische Erkrankungen berücksichtigt. Eine besondere Herausforderung stellt dabei die differenzierte Unterscheidung zwischen herausfordernden Verhaltensweisen als Symptom einer psychischen Erkrankung und milieutherapeutisch behandelbaren Problemen dar.

INFORMIERTE EINWILLIGUNG Die aktive Einbeziehung des Umfelds einschließlich Betreuungspersonen, Angehörigen und (weiteren) professionellen Unterstützer*innen ist essenziell für eine erfolgreiche Pharmakotherapie. Da Menschen mit einer SIE häufig nicht in der Lage sind, eine vollständig autonome Entscheidung über ihre Behandlung zu treffen, müssen Aufklärung und Einwilligung sowohl die Patient*innen selbst als auch die Betreuenden und primären Bezugspersonen einbeziehen. Dieser Prozess erfordert eine verständliche Kommunikation über Behandlungsziele, mögliche Risiken und alternative Therapieoptionen.

MONITORING VON ZIELSYMPTOMEN Die Behandlung muss auf klar definierten Zielmerkmalen basieren, die regelmäßig dokumentiert und überprüft werden. Diese Zielmerkmale sollten spezifisch, messbar und für die Lebensqualität des Patienten bzw. der Patientin relevant sein. Eine kontinuierliche Evaluation der Wirksamkeit sowie das systematische Monitoring medikamentöser Nebenwirkungen und Interaktionen sind unerlässliche Bestandteile der Behandlung. Laborkontrollen, EKG-Untersuchungen und die Berücksichtigung von Umgebungsfaktoren gehören zu einem umfassenden Monitoringprogramm.

PRINZIPIEN DER MEDIKAMENTENVERORDNUNG Grundsätzlich sollte eine Monotherapie bevorzugt werden, um das Risiko von Wechselwirkungen zu minimieren und die Überwachung zu vereinfachen. Off-Label-Verordnungen (jenseits des beschriebenen Anwendungsbereichs) sollten vermieden werden, es sei denn, sie sind durch eine klare medizinische Indikation gerechtfertigt. Die Bedingungen für die Gabe einer Bedarfsmedikation müssen präzise definiert sein – Bedarfsmedikation darf nicht als Ersatz für eine systematische Behandlung herhalten. Einnahmevorschriften müssen sorgfältig beachtet und ihre Einhaltung muss sichergestellt werden, was bei Menschen mit einer SIE besondere Aufmerksamkeit erfordert.

ABSETZVERSUCHE Psychopharmakologische Behandlungen bei Menschen mit einer SIE sollten grundsätzlich zeitlich befristet sein. Regelmäßige Absetzversuche sind notwendig, um das Fortbestehen der Indikation zu überprüfen und gegebenenfalls eine Beendigung der Behandlung zu ermöglichen. Diese Praxis hilft dabei, unnötige Langzeitbehandlungen zu vermeiden und das Risiko chronischer Nebenwirkungen zu reduzieren.

NICHTPHARMAKOLOGISCHE BEHANDLUNGSOPTIONEN

Eine effektive psychiatrische Behandlung von Menschen mit einer SIE erfordert die systematische Berücksichtigung und Integration nichtpharmakologischer Behandlungsoptionen. Psychotherapie, heilpädagogische Ansätze und Umfeldmodifikationen sind mindestens genauso wichtig wie medikamentöse Interventionen. Derart multimodale Behandlungsansätze entsprechen dem aktuellen wissenschaftlichen Erkenntnisstand und den ethischen Anforderungen einer personenzentrierten Medizin.

Auf dem Weg zu einem inklusiven Gesundheitssystem

Im Jahr 2009 wurde die von den Vereinten Nationen (UN) verabschiedete Behindertenrechtskonvention für Deutschland rechtsverbindlich. Seitdem haben Gesetzgeber und Gesellschaft zahlreiche Initiativen ergriffen, um die in der UN-BRK festgelegten Grundsätze Schritt für Schritt umzusetzen. Ziel ist es, Selbstbestimmung und gleichberechtigte Teilhabe von Menschen mit Behinderungen zu verbessern.

Regel- und spezialisierte Versorgung: Hand in Hand

Ein inklusives Gesundheitssystem bedeutet, dass alle Menschen Zugang zu einer hochwertigen medizinischen Versorgung erhalten – unabhängig von individuellen Voraussetzungen oder Einschränkungen. Dabei ist es entscheidend, dass Regelversorgung und spezialisierte Versorgung nicht als Gegensätze verstanden werden, sondern sich gegenseitig ergänzen. Die Regelversorgung bildet das Fundament, um flächendeckend eine Basisversorgung für alle zu gewährleisten. Gleichzeitig gibt es Menschen mit komplexen Behinderungen oder seltenen Erkrankungen, die auf spezialisiertes Wissen und besondere Strukturen angewiesen sind, wie sie beispielsweise in spezialisierten Zentren für bestimmte Krankheitsbilder sowie in den ambulanten Medizinischen Behandlungszentren für Erwachsene mit Behinderungen (MZEB) angeboten werden.

Inklusion im Gesundheitswesen heißt daher, Vielfalt und individuelle Bedürfnisse zu berücksichtigen. Es geht nicht darum, alle gleich zu behandeln, sondern jedem Menschen genau die Unterstützung zukommen zu lassen, die er benötigt. Die Verbindung von Regel- und Spezialversorgung schafft die Voraussetzung, um sowohl allgemeine als auch spezifische Anforderungen abzudecken. So wird echte Chancengleichheit im Zugang zur medizinischen Versorgung möglich und so entsteht ein inklusives Gesundheitssystem, das Vielfalt als Stärke begreift und allen Menschen ein selbstbestimmtes, gesundes Leben ermöglicht.

Gemeinschaftliches Engagement in der Inklusiven Medizin

In der Inklusiven Medizin engagieren sich verschiedene Fachgesellschaften und Arbeitskreise für die Verbesserung der Gesundheitsversorgung von Menschen mit Behinderungen, beispielsweise:

- Deutsche Gesellschaft für seelische Gesundheit bei Menschen mit intellektueller Beeinträchtigung e.V. (DGSGB)
- Deutsche Gesellschaft für Medizin für Menschen mit geistiger oder mehrfacher Behinderung (DGMGB)
- Arbeitskreis »Störungen der Intelligenzentwicklung« der Bundesdirektorenkonferenz
- Bundesarbeitsgemeinschaft der Medizinischen Behandlungszentren für Erwachsene mit Behinderung (BAG-MZEB)
- Arbeitskreis Inklusive Gesundheit (AKIG)

Trotz gewisser Fortschritte bleibt die Umsetzung der UN-BRK in der Praxis fragmentiert. Notwendig sind politische und gesellschaftliche Kraftanstrengungen hin zu einer gemeindenahen Versorgung, zu verbindlichen Barrierefreiheitsstandards in der medizinischen Infrastruktur sowie zu einer systematischen Integration inklusiver Konzepte in medizinische, psychologische, pflegerische sowie therapeutische Ausbildungs- und Forschungsagenden. Erst dann wird der

Anspruch auf das »erreichbare Höchstmaß an Gesundheit« (Art. 25 UN-BRK) auch für Menschen mit Behinderungen in Deutschland erfüllt.

Die Arbeit mit Menschen mit SIE ist nicht nur herausfordernd, sondern vor allem zutiefst bereichernd und sinnstiftend. Viele Fachkräfte berichten, dass gerade diese Tätigkeit ihnen besondere berufliche Erfüllung schenkt. Die Fortschritte mögen manchmal klein erscheinen, doch sind sie für die Betroffenen und ihre Angehörigen von unschätzbarem Wert. Jede gewonnene Fähigkeit, jede verbesserte Teilhabemöglichkeit, jede Stärkung der Autonomie, jede tragfähige Beziehung bedeutet einen erheblichen Zugewinn an Lebensqualität.

Menschen mit SIE begegnen ihrem Gegenüber oft mit einer Offenheit, Direktheit und emotionalen Authentizität, die in der heutigen Welt selten geworden sind. Sie lehren uns, das Wesentliche zu sehen, Geduld aufzubringen und kleine Erfolge wertzuschätzen. Die Arbeit in diesem Feld erfordert Kreativität, interdisziplinäres Denken und die Bereitschaft, konventionelle Wege zu verlassen – Fähigkeiten, die weit über diesen Bereich hinaus wertvoll sind.

Als Mitarbeitende werden Sie erleben, wie Menschen aufblühen, wenn sie die richtige Unterstützung erhalten. Sie werden Teil von Erfolgsgeschichten, die ohne Ihr Engagement nicht möglich gewesen wären. Und Sie werden eine Fachkompetenz entwickeln, die im Gesundheitswesen dringend gebraucht wird. Lassen Sie sich auf dieses Arbeitsfeld ein – es lohnt sich, für die Menschen, mit denen Sie arbeiten, und für Sie selbst.

Ausgewählte Literatur

Adichie, C. N. (2017): Dear Ijeawele, or a feminist manifesto in fifteen suggestions. Nigeria: Knopf.

American Psychiatric Association (APA) (2013): Diagnostic and Statistical Manual of Mental Disorders (5. Aufl.). Arlington, VA: American Psychiatric Association.

Andersen, T. (2006): Foreword: Significant new voices. In: Baum, S. & Lynggaard, H. (Hg.): Intellectual disabilities: A systemic approach. London: Karnac, S. XV–XVII.

Asen, E. & Fonagy, P. (2023): Mentalisieren in der systemischen Praxis: Eine Einführung in die mentalisierungsinspirierte systemische Therapie. Heidelberg: Carl-Auer.

AWMF-Leitlinien. https://www.awmf.org/leitlinien (28.11.2025).

Bartelt, H. (2021): Aus-Halten als aktive heilpädagogische Intervention. Herausforderndes Verhalten von Menschen mit Intelligenzminderung verstehen und annehmen. Stuttgart: Kohlhammer.

Beauftragter der Bundesregierung für die Belange von Menschen mit Behinderungen (2025): UN-Behindertenrechtskonvention. https://www.behindertenbeauftragter.de/DE/AS/rechtliches/un-brk/un-brk-node.html (28.11.2025).

Bergmann, T.; Sappok, T.; Dziobek, I.; Ziegler, M. & Heinrich, M. (2020): MUSAD – Musikbasierte Skala zur Autismus-Diagnostik: Manual. Bern: Hogrefe.

Boenisch, J. & Sachse, S. K. (2019): Kompendium Unterstützte Kommunikation. Stuttgart: Kohlhammer.

Braun, D.; Helmes, A. & Bengel, J. (2023): Therapie-Tools. Angst bei Menschen mit geistiger Behinderung. Mit E-Book inside und Arbeitsmaterial in Leichter Sprache. Weinheim: Beltz.

Bredel-Geißler, A.; Martin, P. & Grimmer, A. (Hg.): Klinische Symptome bei Menschen mit neuronalen Entwicklungsstörungen: Ein Leitfaden zur Differenzialdiagnostik. Gießen: Psychosozial-Verlag.

Bronfenbrenner, U. (1986): Ecology of the family as a context for human development: Research perspectives. In: *Developmental psychology,* 22, 6, S. 723–742.

Bundesministerium für Arbeit und Soziales (BMAS) (Hg.) (2024): Gewalt und Gewaltschutz in Einrichtungen der Behindertenhilfe – Langfassung. https://www.bmas.de/SharedDocs/Downloads/DE/Publikationen/Forschungsberichte/gewalt-und-gewaltschutz-in-einrichtungen-der-behindertenhilfe-lang.pdf?__blob=publicationFile&v=2 (28.11.2025)

Deutsches Institut für Menschenrechte (DIMR) (2022): Schutz vor Gewalt in Einrichtungen für Menschen mit Behinderungen – Handlungsempfehlungen für Politik und Praxis. https://www.behindertenbeauftragter.de/SharedDocs/Downloads/DE/AS/PublikationenErklaerungen/20220516_Gewaltschutz.pdf?__blob=publicationFile&v=4 (28.11.2025)

Dorsch, G.; Wehmeyer, M. & Voß, T. (2023): Sexualität. In: Bredel-Geißler, A.; Martin, P. & Grimmer, A. (Hg.): Klinische Symptome bei Menschen mit neuronalen Entwicklungsstörungen. Ein Leitfaden zur Differenzialdiagnostik, S. 243–264. Gießen: Psychosozial-Verlag.

Došen, A. (2018): Psychische Störungen und Verhaltensauffälligkeiten bei Menschen mit intellektueller Beeinträchtigung.

Ein integrativer Ansatz für Kinder und Erwachsene (2. Aufl.). Göttingen: Hogrefe.

Erretkamps, A.; Kufner, K.; Schmid, S. & Bengel, J. (2017): Therapie-Tools. Depression bei Menschen mit geistiger Behinderung: Mit Online-Material und Arbeitsmaterial in leichter Sprache. Weinheim: Beltz.

Hand, I. & Büttner-Westphal, H. (1991): Die Yale-Brown Obsessive Compulsive Scale (Y-BOCS): Ein halbstrukturiertes Interview zur Beurteilung des Schweregrades von Denk- und Handlungszwängen. In: *Verhaltenstherapie*, 1, S. 223–225.

Happé, F. & Frith, U. (2014): Annual research review: Towards a developmental neuroscience of atypical social cognition. In: *Journal of Child Psychology And Psychiatry*, 55, 6, S. 553–557.

Hennicke, K. (2021): Der verstellte Blick. Verhaltensauffälligkeiten und psychische Störungen bei Kindern und Jugendlichen mit intellektueller Beeinträchtigung. Stuttgart: Kohlhammer.

Hermann H., Berndt, N. & Lytochkin, A. u. a. (2022): Behavioural phenomena in persons with an intellectual developmental disorder according to the level of emotional development. In: *Journal of Intellectual Disability Research*, 66, 5, S. 483–498.

Kabat-Zinn, J. (2019): Gesund durch Meditation: Das große Buch der Selbstheilung mit MBSR (6. Aufl.). München: Knaur MensSana.

Klauß, T. (2000): Lebensgeschichte von Menschen mit geistiger Behinderung im Beziehungsgeflecht von Familie und Heim. Vortrag bei der Fachtagung der Fachschule für Sozialpädagogik, Schwarzach. https://www.ph-heidelberg.de/fileadmin/user_upload/wp/-klauss/lebensgeschichte.pdf (28.11.2025).

Knuf, A (2020): Umgang mit Gefühlen in der psychiatrischen Arbeit. Köln: Psychiatrie Verlag.

Markowetz, R.; Lang, A.; Arndt, S.; Wolf, M.; Wehmeyer, M.; Preuß, C. & Rosin, H. (2025): Qualitätsstandards für das institutionalisierte Wohnen und Leben von Menschen mit geistiger Behinderung und herausfordernden Verhaltensweisen. Ergebnisse und Erkenntnisse aus dem Forschungsprojekt PINO. Bad Heilbrunn: Julius Klinkhardt.

Mazza, M. G.; Rossetti, A.; Crespi, G. & Clerici, M. (2020): Prevalence of co-occurring psychiatric disorders in adults and adolescents with intellectual disability: A systematic review and meta-analysis. In: *Journal of Applied Research in Intellectual Disabilities*, 33, 2, S. 126–138.

Ministerium für Arbeit, Gesundheit und Soziales NRW (MAGS) (Hg.) (2021): Abschlussbericht der Expertenkommission »Herausforderndes Verhalten und Gewaltschutz in Einrichtungen der Behindertenhilfe«. Düsseldorf.

Müller, S. V. & Kuske, B. (2020): Demenztest für Menschen mit Intelligenzminderung. Göttingen: Hogrefe.

Netzwerk Leichte Sprache (2022): Die Regeln für Leichte Sprache. https://www.netzwerk-leichte-sprache.de/fileadmin/content/documents/regeln/Regelwerk_NLS_Neuauflage-2022.pdf (28.11.2025).

Pörtner, M. (2025): Ernstnehmen – Zutrauen – Verstehen. Personzentrierte Haltung im Umgang mit geistig behinderten und pflegebedürftigen Menschen (16. Aufl.). Stuttgart: Klett-Cotta.

Retzlaff, R. (2010): Familien-Stärken. Behinderung, Resilienz und systemische Therapie. Stuttgart: Klett-Cotta.

Sappok, T. (2022): Schon immer »irgendwie anders«. 12 Fallgeschichten zur psychischen Gesundheit bei Störungen der Intelligenzentwicklung. Stuttgart: Kohlhammer.

Sappok, T. (Hg.) (2023): Psychische Gesundheit bei Störungen der Intelligenzentwicklung. Ein Lehrbuch für die Praxis (2. Aufl.). Stuttgart: Kohlhammer.

Sappok, T.; Bayer, M.; Helmes, A.; Gabriel, A.; Wagner, J.; Styp von Rekowski, A. & Tergeist, M. (2023): Psychotherapie bei Störungen der Intelligenzentwicklung – aktuelle Evidenz und praktische Umsetzung. In: *Der Nervenarzt,* 94, 5, S. 446–455.

Sappok, T.; Gaul, I.; Bergmann, T.; Dziobek, I.; Bölte, S.; Diefenbacher, A. & Heinrich, M. (2015): The Diagnostic Behavioral Assessment for autism spectrum disorder – Revised: A screening instrument for adults with intellectual disability suspected of autism spectrum disorders. In: *Research in Autism Spectrum Disorders,* 8, S. 362–375.

Sappok, T.; Heinrich, M. & Diefenbacher, A. (2014): Psychometrische Eigenschaften der Autismus-Checkliste (ACL) für erwachsene Menschen mit Intelligenzminderung. *Psychiatrische Praxis,* 41, 37–44.

Sappok T. & Sobanski, M. (2024): Aufmerksamkeitsdefizit-Hyperaktivitätsstörung. In: Schanze, C. & Sappok, T. (Hg.): Störungen der Intelligenzentwicklung – Grundlagen der psychiatrischen Versorgung, Diagnostik und Therapie. Aktualisiert nach ICD-11 (3. Aufl.). Stuttgart: Klett-Cotta, S. 222–230.

Sappok, T. & Zepperitz, S. (2019): Das Alter der Gefühle. Über die Bedeutung der emotionalen Entwicklung bei geistiger Behinderung. Göttingen: Hogrefe.

Sappok, T.; Zepperitz, S.; Morisse, F.; Barrett, B. F. & Došen, A. (2023): Die Skala der emotionalen Entwicklung – Diagnostik 2 (SEED-2). Göttingen: Hogrefe.

Sarimski, K. (2024): Intellektuelle Behinderung im Kindes- und Jugendalter: Psychologische Analysen und Interventionen. Göttingen: Hogrefe.

Schanze, C. (2012): Checkliste zur Erfassung von Demenziellen Entwicklungen bei Menschen mit Intelligenzminderung (CEDIM). https://fobiport.de/wp-content/uploads/2021/02/fobiport_CEDIM.pdf (28.11.2025).

Schanze, C. & Sappok, T. (Hg.) (2024): Störungen der Intelligenzentwicklung – Grundlagen der psychiatrischen Versorgung, Diagnostik und Therapie. Aktualisiert nach ICD-11 (3. Aufl.). Stuttgart: Klett-Cotta.

Schlippe, A. von & Schweitzer, J. (2016): Lehrbuch der systemischen Therapie und Beratung: Das Grundlagenwissen (3. Aufl.). Göttingen: Vandenhoek & Ruprecht.

Sierck, U. (2019): Macht und Gewalt – Tabuisierte Realitäten in der Behindertenhilfe. Weinheim: Beltz Juventa.

Sterkenburg, P. (2013): Bindungsbeziehung entwickeln: ein Arbeitsbuch für die Gestaltung einer engen Bindungsbeziehung mit Kindern oder Erwachsenen mit schwerer geistiger oder mehrfacher Behinderung. https://bartimeus.nl/uploads/media/621756c5c8948/bindungsbeziehung-entwickeln.pdf?token=/uploads/media/621756c5c8948/bindungsbeziehung-entwickeln.pdf (28.11.2025).

Taubner, S.; Fonagy, P. & Bateman, A. W. (2019): Mentalisierungsbasierte Therapie. Göttingen: Hogrefe.

Theunissen, G. (2020): Positive Verhaltensunterstützung. Eine Arbeitshilfe für den pädagogischen Umgang mit herausforderndem Verhalten bei Kindern, Jugendlichen und Erwachsenen mit Lernschwierigkeiten, sogenannter geistiger oder mehrfacher Behinderung. Marburg: Lebenshilfe.

Touchdown21 (2025a): Mein Alltag. https://touchdown21.info/de/seite/3-mein-alltag/index.html (28.11.2025).

Touchdown21 (2025b): Erwachsen sein. https://touchdown21.info/de/seite/3-mein-alltag/article/305-erwachsen-sein.html (28.11.2025).

Wehmeyer, M. (2020): Menschen mit Intelligenzminderung und psychischer Störung: Qualitative Studie zur Überwindung von Spannungsfeldern zwischen Familie, Heim und Psychiatrie. Dissertation. Ruprecht-Karls-Universität Heidelberg.

Wehmeyer, M.; Herrmann, H. & Sappok, T. (2023): Verhaltensstörungen. In: Bredel-Geißler, A.; Martin, P. & Grimmer, A. (Hg.): Klinische Symptome bei Menschen mit neuronalen Entwicklungsstörungen: Ein Leitfaden zur Differenzialdiagnostik. Gießen: Psychosozial-Verlag, S. 277–296.

Wehmeyer, M.; Wolf, M.; Lang, A.; Arndt, S.; Preuß, C.; Rosin, H. & Markowetz, R. (2025): Kooperation der Hilfesysteme als Qualitätsstandard zur Verbesserung der Wohn- und Lebenssituation von Personen mit kognitiven Beeinträchtigungen und herausforderndem Verhalten: Erkenntnisse aus dem Forschungsprojekt PINO. In: *Vierteljahreszeitschrift für Heilpädagogik und ihre Nachbargebiete VHN plus, 94, S. 286–303.*

White, M. & Epston, D. (2024): Die Zähmung der Monster: Der narrative Ansatz in der Familientherapie (9. Aufl.). Heidelberg: Carl-Auer.

WHO / World Health Organization (2022): ICD-11: Internationale statistische Klassifikation der Krankheiten und verwandter Gesundheitsprobleme (11. Revision). https://www.bfarm.de/DE/Kodiersysteme/Klassifikationen/ICD/ICD-11/_node.html (17.12.2025).

WHO / World Health Organization (2005): Internationale Klassifikation der Funktionsfähigkeit, Behinderung und Gesundheit. Genf: WHO. https://iris.who.int/bitstream/handle/10665/42407/9241545429_ger.pdf;sequence=102 (28.11.2025).

World Health Organization (WHO) (2002): World report on violence and health. Genf: WHO. https://iris.who.int/bitstream/handle/10665/42495/9241545615_eng.pdf?sequence=1 (28.11.2025).

Zinsmeister, J. (2024): Sexuelle und reproduktive Rechte behinderter Menschen im Kontext der rechtlichen Betreuung, Eingliederungshilfe und medizinischen Versorgung. In: Wehmeyer, M. & Dorsch, G. (Hg.): Sexuelle Selbstbestimmung von Menschen mit Störungen der Intelligenzentwicklung: Anspruch – Realität – Ausblick. Materialien der DGSGB, Bd. 51, S. 39–57. München: Eigenverlag der DGSGB.

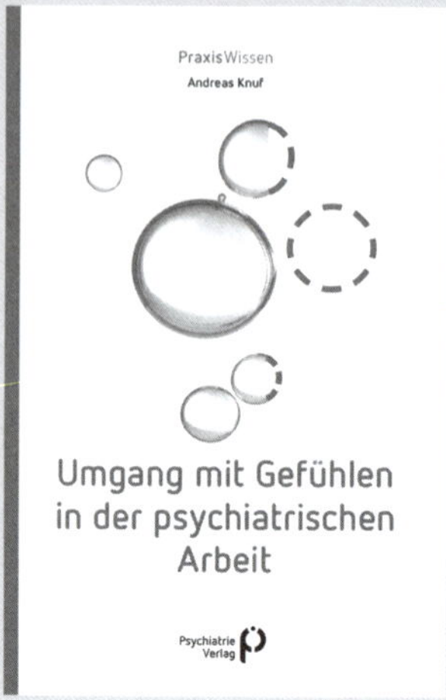

Andreas Knuf

Umgang mit Gefühlen in der psychiatrischen Arbeit

1. Auflage 2020
ISBN: 978-3-88414-955-3 22,00 €
E-Book (PDF): 978-3-96605-062-3 21,99 €
E-Book (EPUB): 978-3-96605-065-4 21,99 €
160 Seiten

Sich Gefühlen stellen

Psychische Erkrankungen sind eng an Gefühle gekoppelt. Andreas Knuf ermutigt psychiatrisch Tätige, Gefühle in der Behandlung nicht nur als »Beiwerk« zu verstehen, sondern ihnen Raum in der professionellen Arbeit zu geben.

Hinter allen psychischen Erkrankungen verbergen sich zumeist sehr unangenehme Gefühle wie Angst, Traurigkeit oder Scham. Das Buch vermittelt Techniken, die Fachpersonen nutzen können, um Klient*innen zu helfen, mit solchen belastenden Gefühlen besser zurechtzukommen. Dabei geht es nicht darum, bestimmte Gefühle »wegzumachen«, sondern einen heilsamen Umgang mit ihnen zu finden.

Das Buch zeigt auch, wie Helfende gut mit ihren eigenen Gefühlen wie Ohnmacht oder Ärger umgehen können.

Psychiatrie Verlag

Telefon: 0221 167989-0
E-Mail: info@psychiatrie-verlag.de
Internet: www.psychiatrie-verlag.de